Ergebnisse der Anatomie und Entwicklungsgeschichte
Advances in Anatomy, Embryology and Cell Biology
Revues d'anatomie et de morphologie expèrimentale

Springer-Verlag Berlin Heidelberg New York

This journal publishes reviews and critical articles covering the entire field of normal anatomy (cytology, histology, cyto- and histochemistry, electron microscopy, macroscopy, experimental morphology and embryology and comparative anatomy). Papers dealing with anthropology and clinical morphology will also be accepted with the aim of encouraging co-operation between anatomy and related disciplines.

Papers, which may be in English, French or German, are normally commissioned, but original papers and communications may be submitted and will be considered so long as they deal with a subject comprehensively and meet the requirements of the Ergebnisse.

For speed of publication and breadth of distribution, this journal appears in single issues which can be purchased separately; 6 issues constitute one volume.

It is a fundamental condition that manuscripts submitted should not have been published elsewhere, in this or any other country, and the author must undertake not to publish elsewhere at a later date.

25 copies of each paper are supplied free of charge.

Les résultats publient des sommaires et des articles critiques concernant l'ensemble du domaine de l'anatomie normale (cytologie, histologie, cyto et histochimie, microscopie électronique, macroscopie, morphologie expérimentale, embryologie et anatomie comparée. Seront publiés en outre les aritcles traitant de l'anthropologie et de la morphologie clinique, en vue d'encourager la collaboration entre l'anatomie et les disciplines voisines.

Serent publiés en priorité les articles expressément demandés nous tiendrons toutefois compte des articles qui nous seront envoyés dans la mesure où ils traitent d'un sujet dans son ensemble et correspondent aux standards des «Résultats», Les publications seront faites en langues anglaise, allemande et française.

Dans l'intérêt d'une publication rapide etd'une large diffusion les travaux publiés paraitront dans des cahiers individuels diffusés séparément: 6 cahiers forment un volume.

En principe, seuls les manuscrits qui n'ont encore été publiés ni dans le pays d'origine ni à l'étranger peuvent nous être soumis. L'auteur d'engage en outre à ne pas les publier ailleurs ultérieurement.

Les auteurs recevront 25 exemplaires de leur publication.

Die Ergebnisse dienen der Veröffentlichung zusammenfassender und kritischer Artikel aus dem Gesamtgebiet der normalen Anatomie (Cytologie, Histologie, Cyto- und Histochemie, Elektronenmikroskopie, Makroskopie, experimentelle Morphologie und Embryologie und vergleichende Anatomie). Aufgenommen werden ferner Arbeiten anthropologischen und morphologisch-klinischen Inhaltes, mit dem Ziel, die Zusammenarbeit zwischen Anatomie und Nachbardisziplinen zu fördern.

Zur Veröffentlichung gelangen in erster Linie angeforderte Manuskripte, jedoch werden auch eingesandte Arbeiten und Orginalmitteilungen berücksichtigt, sofern sie ein Gebiet umfassend abhandeln und den Anforderungen der „Ergebnisse" genügen. Die Veröffentlichungen erfolgen in englischer, deutscher und französicher Sprache.

Die Arbeiten erscheinen im Interesse einer raschen Veröffentlichung und einer weiten Verbreitung als einzeln berechnete Hefte; je 6 Hefte bilden einen Band.

Grundsätzlich dürfen nur Manuskripte eingesandt werden, die vorher weder im Inland noch im Ausland veröffentlicht worden sind. Der Autor verpflichtet sich, sie auch nachträglich nicht an anderen Stellen zu pubizieren.

Die Mitarbeiter erhalten von ihren Arbeiten zusammen 25 Freiexemplare.

Manuscripts should be addressed to/Envoyer les manucsrits à/Manuskripte sind zu senden an:

Prof. Dr. A. BRODAL, Universitetet i Oslo, Anatomisk Institutt, Karl Johans Gate 47 (Domus Media), Oslo 1/Norwegen

Prof. W. HILD, Department of Anatomy. The University of Texas Medical Branch, Galveston, Texas 77550 (USA)

Prof. Dr. J. van LIMBORGH, Universiteit van Amsterdam, Anatomisch-Embryologisch Laboratorium, Amsterdam-O/Holland, Mauritskade 61

Prof. Dr. R. ORTMANN, Anatomisches Institut der Universität, D-5000 Köln-Lindenthal, Lindenburg

Prof. Dr. T. H. SCHIEBLER, Anatomisches Institut der Universität, Koellikerstraße 6, D-8700 Würzburg

Prof. Dr. G. TÖNDURY, Direktion der Anatomie, Gloriastraße 19, CH-8006 Zürich

Prof. Dr. E. WOLFF, Collège de France, Laboratoire d'Embryologie Expérimentale, 49 bis Avenue de la belle Gabrielle, Nogent-sur-Marne 49/France

Advances in Anatomy, Embryology and Cell Biology
Ergebnisse der Anatomie und Entwicklungsgeschichte
Revues d'anatomie et de morphologie expérimentale

47·1

Editors
A. Brodal, Oslo · W. Hild, Galveston · J. van Limbourgh, Amsterdam · R. Ortmann, Köln
T. H. Schiebler, Würzburg · G. Töndury, Zürich · E. Wolff, Paris

V. Fitze-Gschwind

Zur Entwicklung der Chorioallantoismembran des Hühnchens

Mit 19 Abbildungen

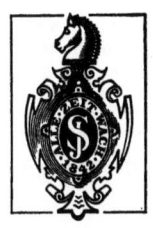

Springer-Verlag Berlin Heidelberg GmbH 1973

Dr. Verena Fitze-Gschwind

Anatomisches Institut der Universität Zürich

CH-8006 Zürich, Gloriastraße 19

Mit teilweiser Unterstützung durch den Schweizerischen Nationalfonds zur Förderung der wissenschaftlichen Forschung (Kredit Nr. 4804).

ISBN 978-3-540-06199-1 ISBN 978-3-642-65566-1 (eBook)
DOI 10.1007/978-3-642-65566-1

This work is subject to copyright. All rights are reserved, whether the whole or part of the material is concerned, specifically those of translation, reprinting, re-use of illustrations, broadcasting, reproduction by photocopying machine or similar means, and storage in data banks.

Under § 54 of the German Copyright Law where copies are made for other than private use, a fee is payable to the publisher, the amount of the fee to be determined by agreement with the publisher.

© by Springer-Verlag Berlin Heidelberg 1973. Library of Congress Catalog Card Number 73-80866

The use of general descriptive names, trade names, trade marks, etc. in this publication, even if the former are not especially identified, is not to be taken as a sign that such names, as understood by the Trade Marks and Merchandise Marks Act, may accordingly be used freely by anyone.

Inhaltsverzeichnis

I. *Morphologie der Chorioallantoismembran vom 5.—21. Entwicklungstag* . . 7
   1. Einleitung 7
   2. Material und Methoden 8
   3. Resultate 8
      a) Chorion vor der Fusion mit der Allantois 8
      b) Allantois vor der Fusion mit dem Chorion 9
      c) Fusion von Chorion und Allantois 12
      d) Morphologie der Chorioallantoismembran (CAM) 12
         1. Chorion 12
         2. Stützgewebe 19
         3. Allantois 21
   4. Diskussion 25
      a) Bemerkungen zur Entstehung der CAM 25
      b) Morphologie des Chorionepithels 27
      c) Morphologie des Stützgewebes 31
      d) Morphologie der Allantois 32
      Summary 34
      Zusammenfassung 34

II. *Quantitative Bestimmung der Chorionepithel-Veränderungen in der Embryonal- und Fetalperiode* 36
   1. Einleitung 36
   2. Material und Methoden 36
      a) Makroskopische Bestimmung des CAM-Flächenwachstums . . . 36
      b) Mikroskopische Bestimmung einzelner Chorionepithelparameter . 36
         1. Messung der Dicke des Chorionepithels 38
         2. Cytologische Analyse des Chorionepithels 38
         3. Korrelation morphometrischer Einzeldaten 38
   3. Resultate 38
      a) Bestimmung der Ei-Oberfläche 38
      b) Bestimmung des Flächenwachstums der CAM 38
      c) Morphologie des Chorionepithels 39
      d) Messung der Chorionepitheldicke 41
      e) Schätzung des Chorionepithelvolumens 42
      f) Messung der „Luft-Blutschranke" 42
      g) Volumetrische Analyse des Chorionanteils der CAM 44
   4. Diskussion 44
      Summary 48
      Zusammenfassung 49
Literatur 49
Sachverzeichnis 52

I. Morphologie der Chorioallantoismembran vom 5.—21. Entwicklungstag

1. Einleitung

Die Chorioallantoismembran (CAM) des Hühnchenkeimlings dürfte, was ihre *zahlenmäßige* Verwendung in verschiedenen medizinischen und biologischen Untersuchungsgebieten anbelangt, zu den wichtigsten tierischen Organen gehören. Ihre Eignung für die Isolation, Vermehrung und quantitative Bestimmung von Viren verschiedener Gruppen (Herpes, Influenza, Para-Influenza, Pocken etc.) ist seit den klassischen Arbeiten von Woodruff und Goodpasture (1931) allgemein anerkannt (Goodpasture, Woodruff und Buddingh, 1931, 1932; Burnet und Ferry, 1934; Burnet, 1936; Gaylord, Melnick und Bunting, 1952; Bang, 1953). Die CAM ist im weiteren ein wertvolles Testobjekt für licht- und elektronenmikroskopische Untersuchungen infektbedingter, cellulärer und geweblicher Reaktionen (Keogh, 1938; Bang, 1950, 1952; Murphy und Bang, 1952; Prince, 1958; Sweeny und Bather, 1968). Über ihre Verwendung in der klinischen und biologischen Forschung hinaus beansprucht sie jedoch auch das Interesse des experimentierenden Embryologen. So lassen sich auf ihr Transplantate von auto-, iso-, homo- oder heterologen Organanlagen und Organen über längere Zeit züchten und ihr Verhalten in ektopischer Lage untersuchen (Huxley und Murray, 1924; Willier und Rawles, 1931; Nicholas und Rudnick, 1933; Ebert, 1959; Dunkel und Groupé, 1965).

Die Organogenese der CAM ist heute im wesentlichen abgeklärt (Lillie, 1952; Romanoff, 1960). Im caudalen Mesodermbereich der Hühnchenkeimscheibe treten nach ungefähr 30 Bebrütungsstunden die ersten Blutbildungsherde auf, die sich mit der Splanchnopleura über den Dottersack und die sich allmählich vergrößernde Allantois hinweg ausbreiten. Die Allantois verschmilzt mit dem Chorion zur Bildung der CAM, welche um den 12. Bebrütungstag herum die ganze innere Oberfläche des Eies bedeckt. Das gleichzeitig sich ausdehnende, über die Allantoisgefäße mit dem inneren Kreislaufsystem des Keimlings in Verbindung stehende chorio-allantoidale Capillarnetz erhält damit eine immer größere funktionelle Bedeutung. Der von Amnion und Chorion umschlossene Embryo, der sich bis zum 5. Bebrütungstag vollständig von der Außenwelt abgesondert entwickelt, baut sich durch die Capillarisierung der CAM ein transitorisches, dem Gasaustausch dienendes Organ auf. Die funktionelle Vereinigung einer embryonalen Hülle (Chorion) mit einer sackförmigen Ausstülpung des Enddarmes, welche auch die Exkrete der embryonalen Nieren aufzunehmen hat (Allantois), führt somit zur Bildung eines Respirationsorganes. Dieses ersetzt bis zum Schlüpfen des Hühnchens die noch nicht funktionstüchtigen Lungen vollkommen.

Die Verschmelzung von Chorion und Allantois zur Chorioallantoismembran wurde von Fülleborn (1895) erstmals beschrieben. Danchakoff (1917) kam auf Grund ihrer Beobachtungen zum Schluß, daß die in späteren Entwicklungsphasen festzustellende, oberflächliche Lage des Capillarnetzes im Chorionepithel durch ein aktives Aussprossen der Gefäße aus dem Mesenchym bedingt ist. Sie unterschied dabei bereits eine sub-, intra- und epi-„ektodermale" Lokalisation der Capillaren.

Hanan (1927) bestätigte in einer Reihe von Farbstoff-Absorptionsversuchen diese Befunde, so auch den von Fülleborn (1895) und Danchakoff (1917) beobachteten, zwischen Blutsinus und Schalenhaut bestehenden unmittelbaren Kontakt. Ein solcher wurde auch von Romanoff (1960) beschrieben. Hanan (1927) weist jedoch darauf hin, daß an vielen Stellen der CAM Fortsätze der Epithelzellen zwischen Sinus und Schalenhaut festgestellt werden können. Im Gegensatz zu diesen Autoren vertreten Leeson und Leeson (1963) die Ansicht, daß die endotheliale Auskleidung des Blutsinus der CAM ein Derivat des Epithels ist.

Die Aufgabe der Untersuchungen, über die im folgenden berichtet wird, bestand einerseits in der Ergänzung der von verschiedenen Untersuchern an der CAM bis anhin erhobenen lichtoptischen Befunde. Dazu wurden vor allem phasenoptische Schnitte von in Epon eingebettetem Material verwendet. Gleichzeitig sollten die wenigen Beschreibungen der Ultrastruktur dieses Organs mit ihren z. T. widersprechenden Resultaten (Borysko und Bang, 1953; Rangan und Sirsat, 1962; Leeson und Leeson, 1963) überprüft und vervollständigt werden. Über die Ergebnisse der quantitativen Auswertung der elektronenoptischen Präparate soll im zweiten Teil dieser Arbeit berichtet werden.

2. Material und Methoden

a) Material

Befruchtete Hühnereier eines lokalen Leghornstammes wurden bei 37°C im Brutschrank bebrütet. Je 2—5 Eier wurden nach Inkubationszeiten von 84 bzw. 96 Std, sowie nach 5, 8, 10, 12, 13, 14, 16, 17, 19 bzw. 20/21 Tagen verarbeitet.

b) Methoden

Keimlinge bis zum Alter von 5 Tagen wurden durch Entfernen der oberen Schalenhälfte freigelegt, kurz mit Pufferlösung gespült und in situ vorfixiert (s. u.). Für die Nachfixation wurde der Embryo aus dem Ei herauspräpariert. Länger als 7 Tage bebrütete Eier wurden durch Horizontalschnitt eröffnet und die CAM ebenfalls in situ gespült und vorfixiert. Die CAM wurde hierauf mit der Schalenhaut zusammen von der Kalkschale gelöst, in ca. 5 mm² große Fragmente geschnitten und nachfixiert.

Für die Spülung wurde Kaliumphosphat- bzw. s-Collidinpuffer (0,1 M, pH 7,4) verwendet. Die Vorfixation von 1—2 Std Dauer (4° C) erfolgte in 2,5%igem Glutaraldehyd (0,1 M Kaliumphosphat- oder 0,1 M s-Collidinpuffer). Die Präparate wurden 90—120 min in 1% OsO_4 nachfixiert (Kaliumphosphat- oder s-Collidinpuffer 0,1 M). Nach Dehydrierung in aufsteigender Äthanolreihe (70—100%) und Einbettung in Epon (Shell, Epikote 812) wurden von den zu untersuchenden Keimregionen bzw. von der CAM senkrecht zur Oberfläche verlaufende Phasendickschnitte von 1—3 µ Dicke hergestellt. Nachdem sich die üblichen Einbettungsmittel wie Caedax, Malinol etc. als ungeeignet erwiesen hatten — bei ihrer Verwendung entstanden infolge der unterschiedlichen Dichte von Schalenhaut und CAM Unebenheiten in den Präparaten —, wurden alle Phasendickschnitte in Immersionsöl (n_D 1,514) eingeschlossen. Für die elektronenmikroskopischen Untersuchungen wurden mit Diamantmessern angefertigte Dünnschnitte von 600—800 Å Dicke nach einer modifizierten Methode von Galey und Nilsson (1966) aufgezogen. Die Kontrastierung mittels Uranylacetat und Bleicitrat erfolgte nach der Methode von Fraska und Parks (1965). Die Präparate wurden mit einem Elektronenmikroskop Philips EM 200 untersucht.

3. Resultate

a) Chorion vor der Fusion mit der Allantois

Bei *phasenoptischer* Betrachtung besteht das Chorion vor seiner Fusion mit der Allantois (d. h. vor dem 5. Entwicklungstag) aus einem ein- bis zweischichtigen

Epithel. Vom darunterliegenden Stützgewebe, das aus einer dünnen Schicht langgestreckter Zellen aufgebaut ist, erscheint das Chorion durch einen relativ weiten Zwischenraum getrennt. Dieser wird von zarten Fortsätzen der Stützgewebszellen durchsetzt (Abb. 1a).

Elektronenoptisch erkennt man am noch nicht mit der Allantois verschmolzenen Chorion zwei, gelegentlich auch drei Schichten flacher Zellen, die runde, ovale oder gelappte Kerne mit meist homogen verteilter Chromatinsubstanz besitzen. In dieser sind in der Regel ein bis mehrere Nucleolen zu beobachten. Benachbarte Chorionepithelzellen verzahnen sich mit längeren Fortsätzen und sind auch durch Desmosomen miteinander verbunden (Abb. 1b). Größere intercelluläre Räume, die an vereinzelten Stellen des Epithels vorkommen, werden von einer wechselnden Zahl von Mikrovilli durchsetzt. Das Cytoplasma der Chorionepithelzellen enthält zahlreiche Polyribosomen. Die länglichen Mitochondrien gehören dem Cristatypus an. Ein gut entwickelter Golgi-Apparat, vereinzelte Profile von rauhem endoplasmatischem Reticulum (ER), zahlreiche kleine Bläschen (glattes ER) und Bündel von cytoplasmatischen Filamenten, die z.T. in Desmosomen einstrahlen, gehören zum normalen Organellenbestand dieser Zellen. Lipoidtropfen wechselnder Größe, vereinzelte, multivesiculäre Körperchen, sowie bereits lichtoptisch wahrnehmbare Vacuolen kommen in einigen Zellen ebenfalls vor.

Das unter dem Chorion gelegene Stützgewebe (Abb. 1b) besteht aus einer bis mehreren Lagen länglicher Zellen, die an der freien Grenzschicht einen kontinuierlichen Verband bilden, im Innern jedoch locker verteilt sind. Eine Basalmembran, von welcher in unregelmäßigen Abständen Bündel feinster Filamente in die Grundsubstanz vorstoßen, trennt diese vom Chorionepithel. In der Grundsubstanz finden sich Anschnitte von kollagenen Fibrillen, welche einzeln oder in kleinen Bündeln angeordnet sind und oft eine Periodizität von ca. 640 Å aufweisen. Diese Fibrillen kommen mit Massen feinster Filamente in Zellnischen gehäuft vor. Das Cytoplasma der Stützgewebezellen zeichnet sich durch ein ausgedehntes endoplasmatisches Reticulum aus, nebst welchem runde Mitochondrien, vereinzelte Lipoidtropfen, Bläschen sowie freie Ribosomen zu erkennen sind.

b) Allantois vor der Fusion mit dem Chorion

Im *phasenoptischen* Bild (Abb. 1a, 2a) erscheint das Lumen der Allantois von einem einschichtigen Epithel begrenzt, welches von einem ausgedehnten Stützgewebe überlagert ist. Dieses besteht aus einem Netzwerk polygonaler Zellen mit z.T. sehr langen Fortsätzen; in die Grundsubstanz zwischen den Zellen sind größere und kleinere Blutgefäße eingelagert.

Bei *elektronenoptischer* Vergrößerung (Abb. 2b) erkennt man an der Oberfläche des überwiegend kubischen, einschichtigen Allantoisepithels zahlreiche kurze Mikrovilli. Die Zellen sind teils durch Desmosomen eng verbunden, teils durch weite, von Mikrovilli durchsetzte Intercellularräume getrennt. Im Zellkern liegt das Chromatin in feinschollinger Verteilung vor und der Nucleolus ist häufig auffallend groß. Das Cytoplasma ist durch einen gut entwickelten Golgi-Apparat, sowie durch das Vorkommen zahlreicher freier Ribosomen, langgestreckter Mitochondrien, kleiner Bläschen und Profilen von glattem endoplasmatischem Reticulum gekennzeichnet, während rauhes ER eher selten ist. In einzelnen Zellen ist ein Centriol angeschnitten. Eine kontinuierliche Basalmembran trennt das

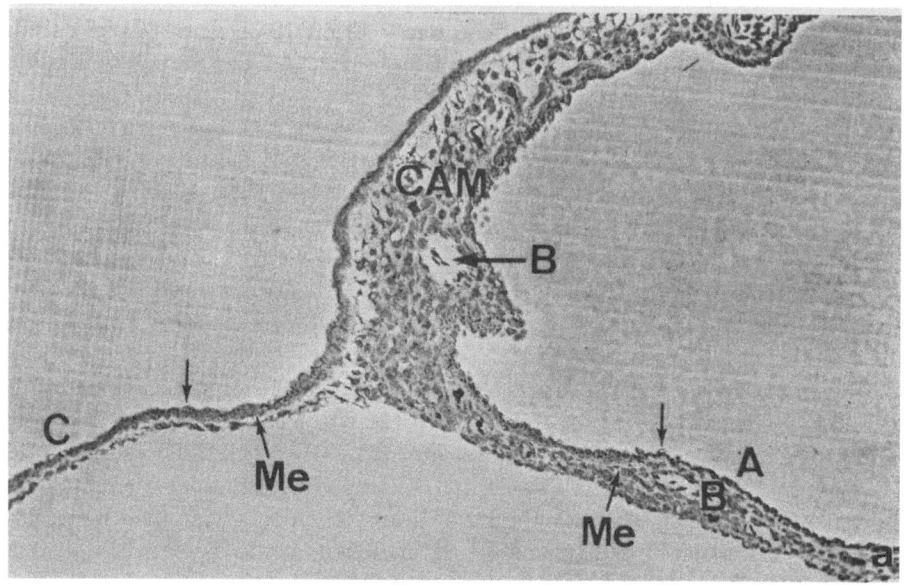
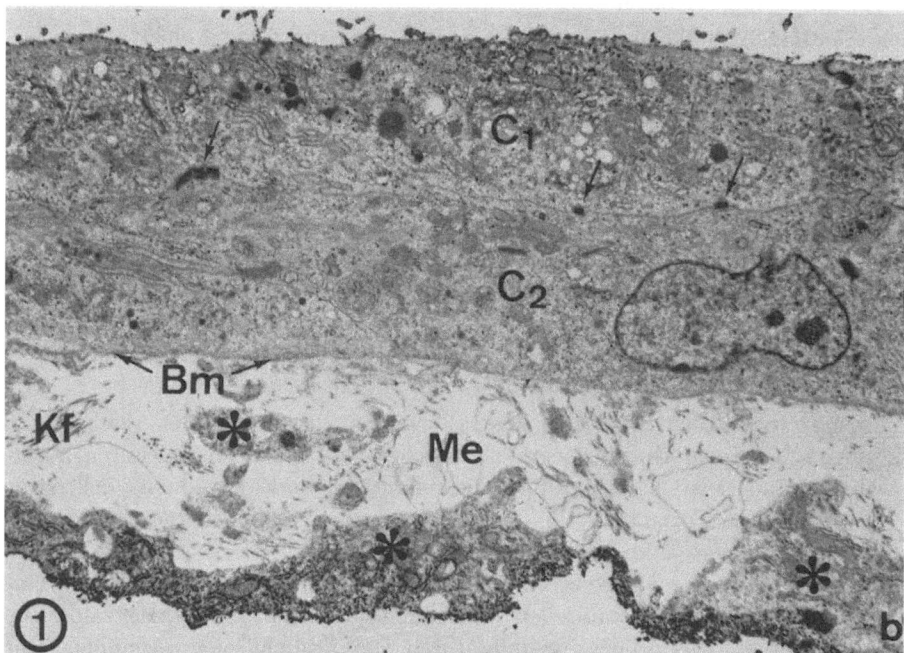

Abb. 1. a Fusionsstelle von Chorion (C) und Allantois (A) zur Chorioallantoismembran (CAM). Phasenschnitt 2 μ, 5. Bebrütungstag. Chorion- und Allantoisepithel (Pfeile) werden je von Stützgewebe (Me) unterlagert. Das allantoidale Stützgewebe ist von Blutgefäßen (B) durchsetzt. 260×. b Chorion vor Fusion mit Allantois, 5. Bebrütungstag. Zweischichtiges Epithel mit flachen, verzahnten Zellen (C_1, C_2) und vereinzelten Desmosomen (Pfeile). Stützgewebe (Me) vom Chorionepithel durch kontinuierliche Basalmembran (Bm) getrennt. Im Grundsubstanzraum des Stützgewebes: Fortsätze der Zellen (✶) und kollagene Fibrillen (Kf). 5200×

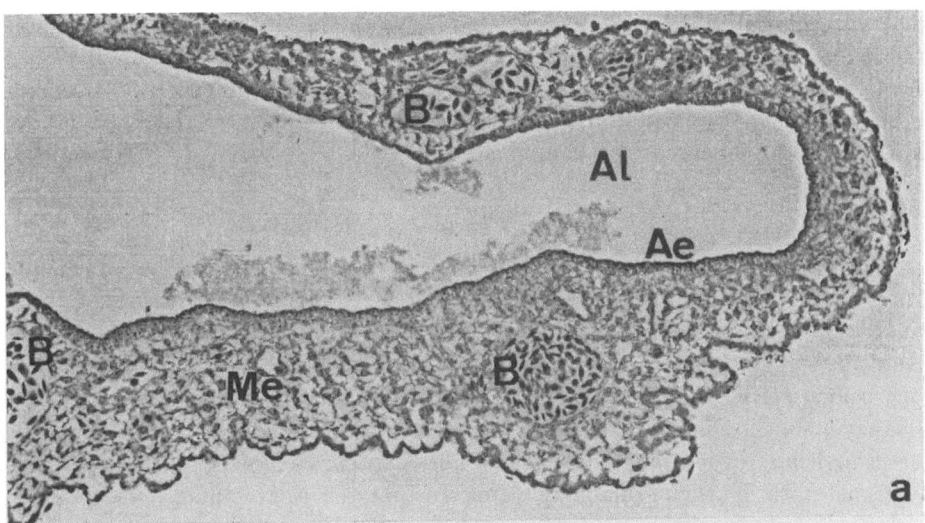
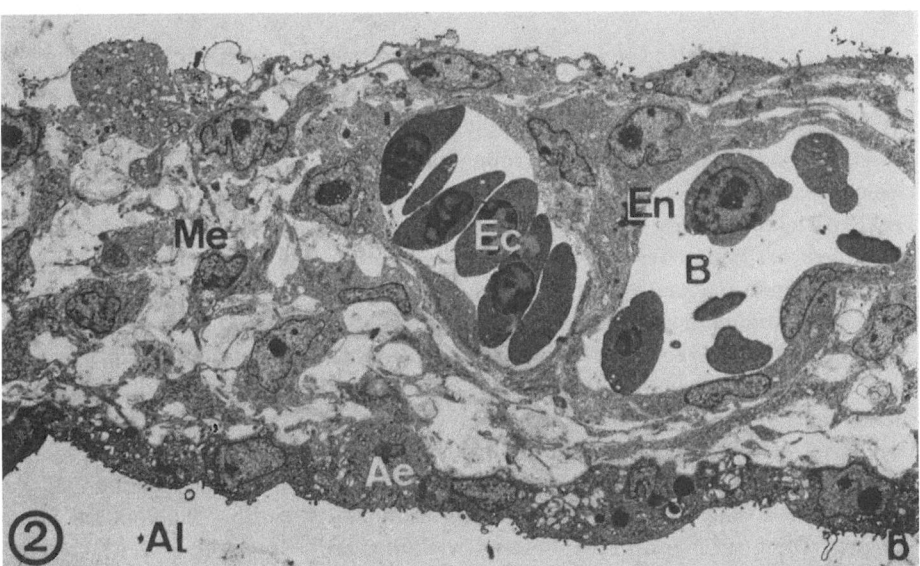

Abb. 2a u. b. Allantois, 5. Bebrütungstag. a Phasenschnitt 2 μ, 260×. b EM-Dünnschnitt, 1600×. Allantoislumen (*Al*) vom einschichtigen Allantoisepithel (*Ae*) ausgekleidet. Das zellreiche Stützgewebe (*Me*) wird von zahlreichen größeren und kleineren Blutgefäßen (*B*) durchsetzt. *En* Endothel, *Ec* Erythrocyten

Allantoisepithel vom darüberliegenden Stützgewebe, das sich in seinem prinzipiellen Aufbau kaum von demjenigen des Chorion unterscheidet. Im Gegensatz zu diesem ist es jedoch vielschichtig und wesentlich zellreicher. Seine Grundsubstanz enthält vereinzelte kollagene Fibrillen, sowie feinflockiges Material (Abb. 2b). Die das Stützgewebe durchsetzenden Blutgefäße werden ebenfalls von einer Basalmembran umgeben; Pericyten und Muskelzellen fehlen in dieser frühen

Entwicklungsphase. Das Gefäßendothel besteht aus langgestreckten flachen Zellen, die sich charakteristischerweise oft weit überlappen. Ihr Cytoplasma enthält runde bis längliche Mitochondrien, zahlreiche Polyribosomen, kleine Bläschen sowie wenig granuläres endoplasmatisches Reticulum. Die endotheliale Zellmembran wird üblicherweise sowohl gegen das Lumen als auch gegen die Basalmembran hin von Mikropinocytosebläschen eingebuchtet.

c) Fusion von Chorion und Allantois

Bei der zwischen dem 4. und 5. Bebrütungstag beginnenden Verschmelzung von Chorion und Allantois, die beide — wie bereits erwähnt — je aus einem Epithel und einem Stützgewebe bestehen, kommt es im Bereiche der Fusionsstelle zu einer Auflockerung des vielschichtigen allantoidalen Stützgewebes (Abb. 1a). Zwischen den beiden epithelialen Zellverbänden breitet sich damit ein eher weitmaschiges, flüssigkeitsreiches und von Gefäßen durchsetztes Gewebe aus, in welchem die ursprüngliche Schichtung (zellarmer Chorionanteil, zellreicher Allantoisanteil) zunächst noch deutlich erkennbar bleibt. In späteren Entwicklungsphasen lassen sich diese Anteile jedoch nicht mehr unterscheiden.

d) Morphologie der Chorioallantoismembran (CAM)

1. *Chorion.* Nach Fusion der Chorion- und Allantoisanteile des Stützgewebes (Abb. 1a) erscheint das Chorion *phasenoptisch* als ein- bis zweischichtiges Epithel, dessen flache bis kubische Zellen große ovale Kerne mit einem bis mehreren Nucleolen besitzen. Die Chorionzellen scheinen sich lichtoptisch bis zum Ende der Fetalentwicklung wenig zu verändern. Am 20./21. Tag jedoch — also kurz vor dem Schlüpfen des Hühnchens — sind viele dieser Elemente blasig aufgetrieben und enthalten einen deformierten, pyknotischen Kern.

Die sinusbildenden Capillaren liegen am 8. Bebrütungstag noch subepithelial. Am 10. Bebrütungstag befinden sie sich zwischen den Zellen des Chorionepithels; vom darunterliegenden Stützgewebe sind sie in diesem Entwicklungsstadium durch eine dünne Zellschicht getrennt. Vom 12.—20./21. Tag läßt sich über den Capillaren nur noch eine einzelne Schicht sehr flacher Zellen beobachten, die im Phasenmikroskop von einem Capillarendothel nicht zu unterscheiden ist. An vielen Stellen scheint der Blutsinus sogar unmittelbar an die Schalenhaut anzugrenzen. Diese im Verlauf der Fetalentwicklung zu beobachtende Gefäßverlagerung wird am elektronenoptischen Material (vgl. S. 17) näher beschrieben.

Abb. 3a u. b. Chorioallantoismembran, 8. Bebrütungstag. Zwischen Schalenhaut (*Sh*) und Chorionepithel (*C*) besteht an vielen Stellen ein breiter, von feinflockigem Material durchsetzter, extracellulärer Raum (✱). *K* Kern, *N* Nucleolus. a Chorionepithel, an dieser Stelle 4schichtig. C_1, C_3, C_4: Zelltyp I mit zahlreichen freien Ribosomen; andere Organellen wenig ausgeprägt. C_2: Zelltyp II mit erhöhtem Organellenbestand (v.a. Mitochondrien), jedoch wenig freien Ribosomen. Eine deutliche Basalmembran (*Bm*) trennt die tiefstgelegene Epithelschicht vom Stützgewebe (*Me*). 11300×. b Stellenweiser Kontakt zwischen Chorionepithel und Schalenhaut (▼). In den noch bestehenden extracellulären Raum ragen vereinzelte Chorionzell-Mikrovilli (*Mv*). Die subepithelial gelegenen Blutgefäße (*B*) sind von den Chorionepithelzellen durch eine Basalmembran (*Bm*) getrennt. *En* Endothel. 19500×

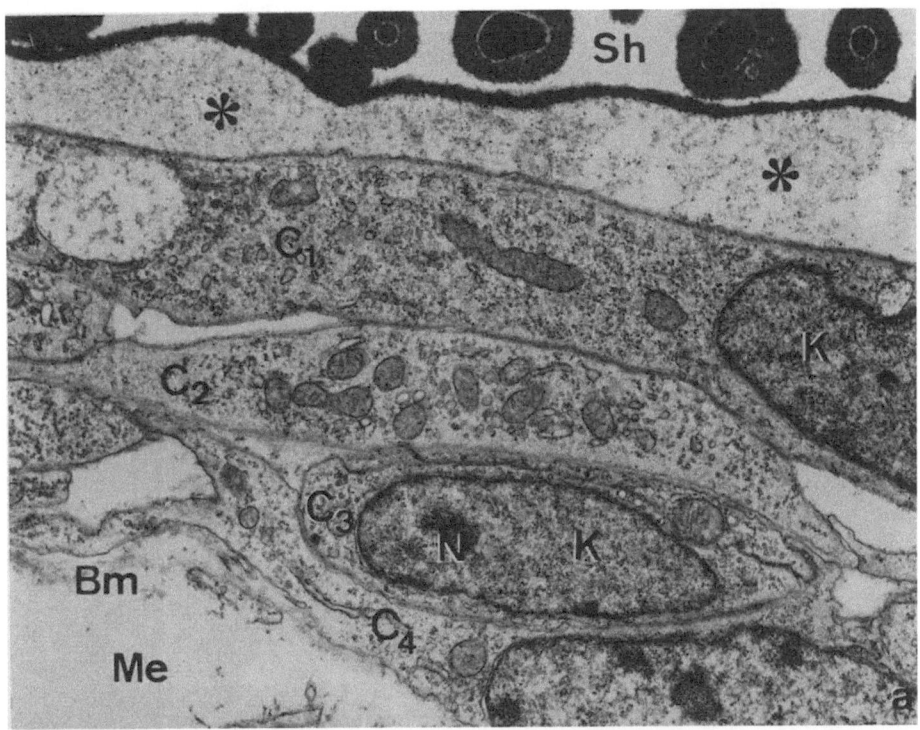

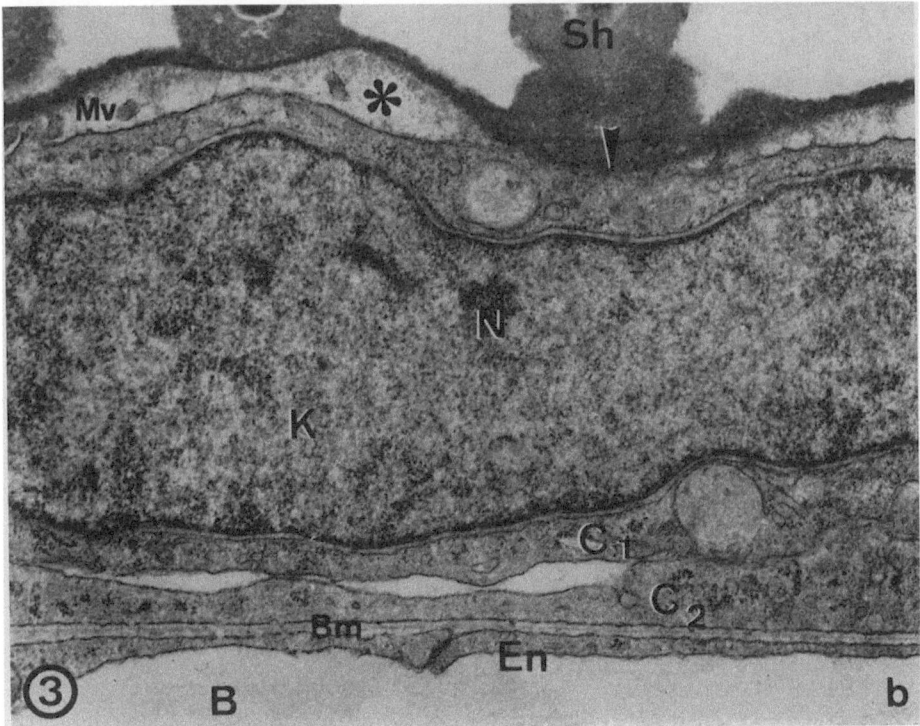

Abb. 3 a u. b

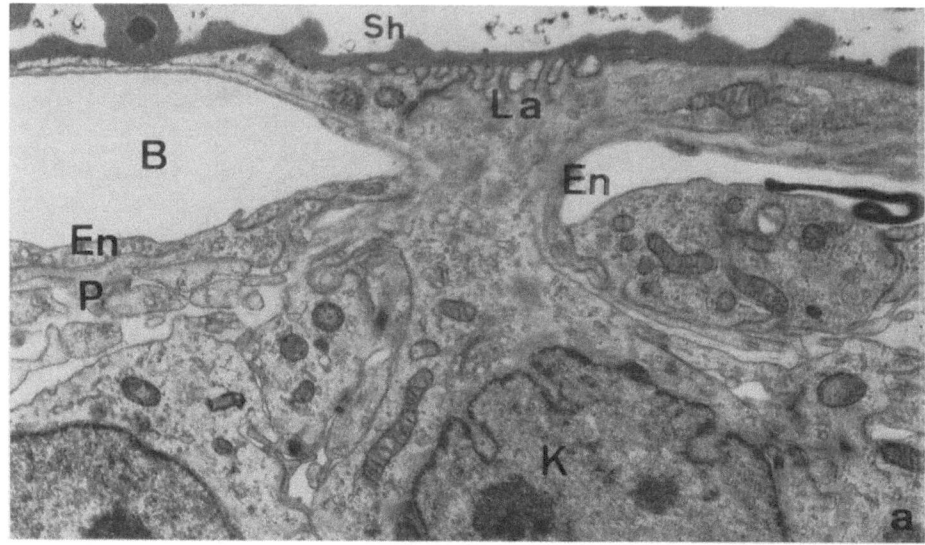
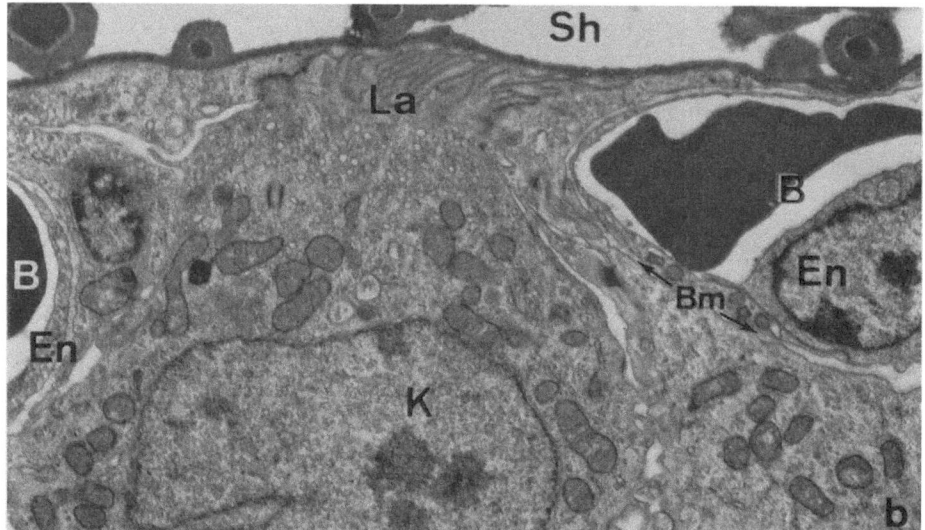
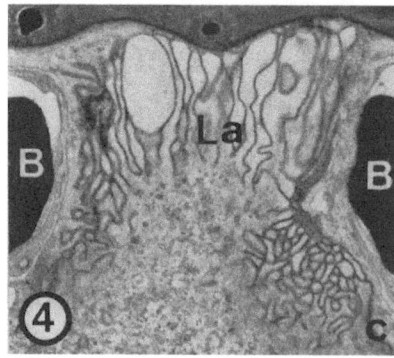
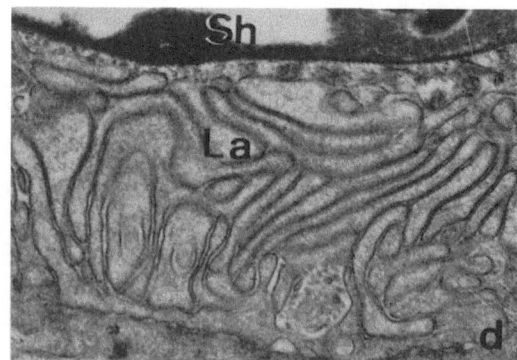

Abb. 4a—d

Bei der Untersuchung der *Ultrastruktur* des Chorion zeigt es sich, daß dieses bis zum 6./7. Bebrütungstag von der darüberliegenden Schalenhaut durch eine feinflockige Masse getrennt ist. Am 8. Tag liegt dieses Material noch über weite Strecken zwischen der dicken, kontinuierlichen Grenzschicht der Schalenhaut und der darunterliegenden ersten Schicht von Chorionzellen (Abb. 3a). An wenigen Stellen und über kurze Distanzen ist das Chorion jedoch mit der Schalenhaut verbunden, und der verbleibende Zwischenraum läßt vereinzelte Anschnitte von Mikrovilli der Epithelzellen erkennen (Abb. 3b). Erst vom 10. Tag an bestehen zwischen Chorion und Grenzschicht der Schalenhaut enge Beziehungen (Abb. 4a bis d, 5b und c, 6a und b). An den Chorionepithelzellen treten vom 12. Tag an zahlreiche Membraneinstülpungen, Fortsätze und Mikrovilli auf, welche den Cytoplasmabezirken unmittelbar unter der Schalenhaut das Aussehen eines Labyrinthes verleihen (Abb. 4a—d). Charakteristischerweise sind diese Oberflächenkomplexe an den zwischen den Maschen des Capillarnetzes gelegenen Epithelzellen besonders ausgeprägt (Abb. 4a—c).

Das Chorionepithel selber bildet einen ein- bis vierschichtigen Verband (Abb. 3a und b, 5a und b), welcher in den frühen Entwicklungsstadien (8.—10. Tag) nur an vereinzelten Stellen größere Intercellularräume aufweist. Die Oberfläche benachbarter Zellen ist zunächst über weite Strecken glatt (Abb. 3a und b, 5a und b). Mit zunehmendem Entwicklungsalter kommt es jedoch zu einer immer engeren Verzahnung der aneinanderstoßenden Elemente (Abb. 5c, 6a). Ebenso nimmt die Zahl der zunächst noch seltenen Desmosomen zu. Vom 16. Bebrütungstage an finden sich zwischen den Chorionepithelzellen oft ganze Ketten von Maculae densae, in welche Bündel von Tonofilamenten aus dem Cytoplasma einstrahlen. Gleichzeitig treten z.T. ausgedehnte Intercellularräume auf, die zunächst von vereinzelten, später jedoch von zahlreichen Zellfortsätzen durchsetzt werden (Abb. 5c).

In frühen Entwicklungsphasen (8.—10. Tag) lassen sich im Chorionepithel auf Grund von Unterschieden in der Ultrastruktur des Cytoplasma zwei Zellformen unterscheiden (Abb. 3a). Der eine Zelltyp weist relativ wenig Organellen auf; sein Cytoplasma erscheint wegen des Vorkommens vieler freier Ribosomen ziemlich elektronendicht. Das Cytoplasma der zweiten Zellform enthält mehr Organellen (Mitochondrien, Golgi-Apparat, rauhes und glattwandiges endoplasmatisches Reticulum, sowie freie, häufig in Rosetten angeordnete Ribosomen). Seine Grundsubstanz erscheint jedoch im ganzen elektronoptisch heller als diejenige der erstgenannten Zellform. Nach dem 12. Bebrütungstag sind solche Unterschiede zwischen den Chorionepithelzellen jedoch nicht mehr festzustellen.

Zwei Typen von Mitochondrien, welche beide eine wechselnde Zahl intramitochondrialer Granula enthalten, kommen in den Chorionepithelzellen vor. Der eine

Abb. 4a—d. Entwicklung des unter der Schalenhaut (*Sh*) und zwischen den Anteilen des intraepithelialen Blutsinus (*B*) auftretenden Chorionzell-Labyrinthes (*La*). a 12. Tag, 10000×; b 13. Tag, 10000×; c 19. Tag, 7000×; d 20./21. Tag, 17000×. Die Chorionepithelzellen verändern durch das Eindringen der Capillaren (*B*) in das Epithel ihre ursprüngliche Morphologie. Die Kerne (*K*) dieser nun tropfenförmigen Zellen liegen häufig tiefer als die Blutgefäße (Abb. a und b). Eine Basalmembran (*Bm*) umgibt das Capillarendothel (*En*) sowie die Pericyten (*P*)

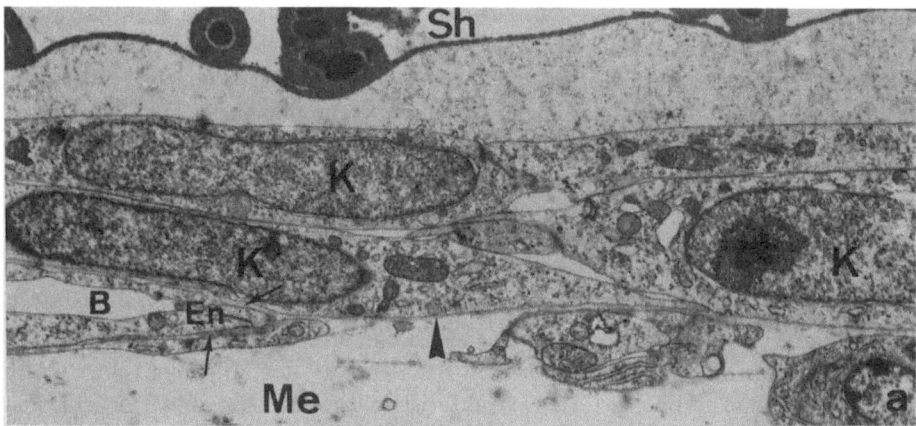

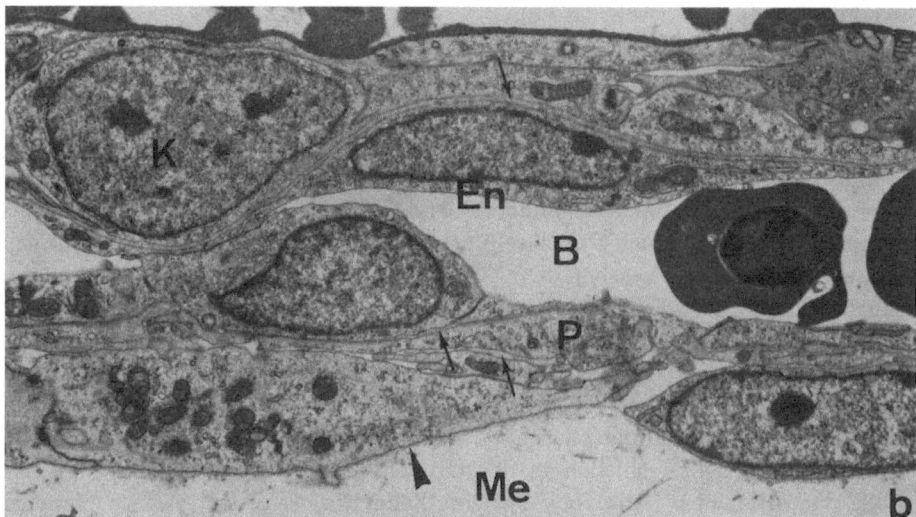

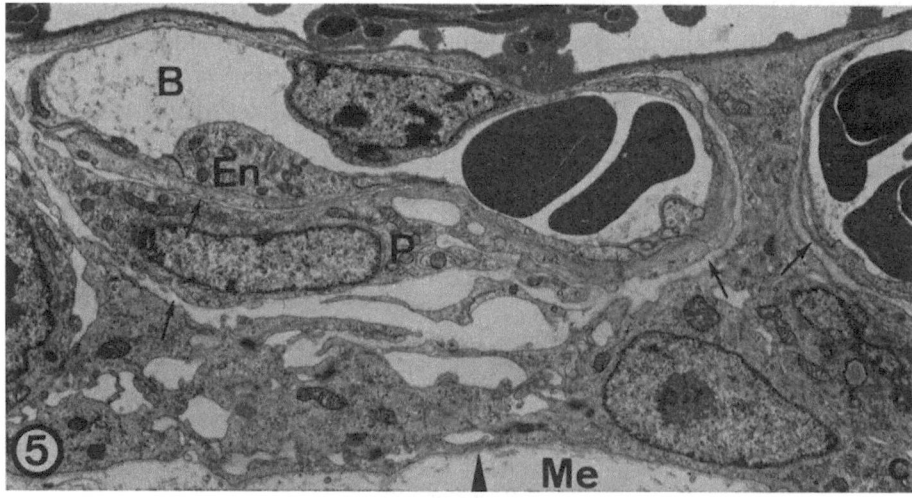

Abb. 5a—c

Typ ist langgestreckt bis oval, enthält eine relativ helle Matrix, und seine Cristae liegen weit auseinander. Der zweite Mitochondrientyp ist rundlich, weist dichter stehende Cristae auf, und seine Matrix ist dunkler. Eine Chorionepithelzelle besitzt in der Regel nur je eine dieser Mitochondrienarten. Im übrigen zeigt der Organellenbestand dieser Zellen im Verlaufe der Weiterentwicklung keine wesentlichen Änderungen. Um den 19.—20./21. Tag jedoch erscheinen die Mitochondrien zahlreicher Chorionepithelzellen gequollen. Die Cristae sind in Länge und Zahl reduziert oder oft kaum mehr zu erkennen. Etwas seltener treten kleine, runde, stark osmiophile Mitochondrien auf.

Am 20./21. Tag, kurz vor dem Schlüpfen des Hühnchens, sind viele Chorionepithelzellen mit z.T. sehr großen cytoplasmatischen Vacuolen durchsetzt. Häufig entsteht zwischen dem durch Schrumpfung und Chromatinverklumpung gekennzeichneten Kern und dem Cytoplasma ein größerer Spaltraum. Daneben finden sich im ganzen Chorion verstreut zahlreiche Zellen mit osmiophilem, z.T. sehr kompaktem Cytoplasma, in welchem Organellen kaum mehr zu erkennen sind.

Die elektronenoptische Untersuchung zeigt, daß das Eindringen der Blutgefäße aus dem Stützgewebe zwischen die Zellen des Chorionepithels mit einer lichtoptisch kaum faßbaren Änderung der Zellmorphologie einhergeht. Unmittelbar nach der Fusion der Stützgewebeanteile der beiden Epithelien liegen die Blutgefäße deutlich in Nähe der Allantois (Abb. 1a). Im Verlauf der Weiterentwicklung (8.—9. Tag) breitet sich ein Capillarnetz direkt unter dem Chorionepithel aus (Abb. 3b, 5a). Die nachfolgende Aufnahme der Capillaren zwischen die flachen Chorionepithelzellen (Abb. 5b) führt zu einer teilweisen Verdrängung jener epithelialen Cytoplasmaabschnitte, die sich unmittelbar unter der Schalenhaut befinden. Dadurch kommen die Kerne der ursprünglich über den einzelnen Verzweigungen des Capillarnetzes liegenden Chorionepithelzellen auf gleiche Höhe oder sogar unter den Blutsinus zu liegen (Abb. 4a und b, 5c, 6a). Diese Zellen nehmen eine kubische, in späteren Stadien oft auch eine tropfenähnliche Form an. Ihre kernhaltigen Anteile liegen nun häufig in den tieferen Schichten des Epithels, d.h. an der Grenze Chorion—Stützgewebe (Abb. 5c, 6a), während sich ihre aufsteigenden Fortsätze unmittelbar unter der Schalenhaut ausbreiten (Abb. 6b). Die einzelnen Maschen des Capillarnetzes werden so durch säulenförmige Epithelzellen voneinander getrennt. Unter dem Sinus befinden sich vom 12. Tag an eine bis drei Lagen von polymorphen Chorionepithelzellen.

Die Wand der Capillaren besteht aus Endothelzellen, die sich bezüglich ihres Organellenbestandes nicht wesentlich von denjenigen des Chorion unterscheiden.

Abb. 5a—c. Am 8. Bebrütungstag liegen die Kerne (*K*) der noch flachen Chorionepithelzellen ausschließlich über den Verzweigungen des Capillarnetzes. Am 10. Tag hat ein Teil der Epithelzellen kubische Form angenommen; die Capillaren liegen nun intraepithelial. Am 12. Tag befinden sie sich über den Chorionepithelzellen. Eine Basalmembran (↑) umgibt die Endothelzellen (*En*) der Blutcapillaren (*B*) und die Pericyten (*P*) und trennt diese damit von den Chorionepithelzellen. Zwischen Chorionepithel und Stützgewebe (*Me*) liegt ebenfalls eine kontinuierliche Basalmembran (▲). *Sh* Schalenhaut. Ausbreitung des Blutgefäßnetzes (*B*) in Abhängigkeit von der Entwicklungsphase: a 8. Bebrütungstag: subepitheliale Lage, $6600\times$; b 10. Bebrütungstag: intraepitheliale Lage, $6100\times$; c 12. Bebrütungstag: „epiektodermale" Lage, $6100\times$

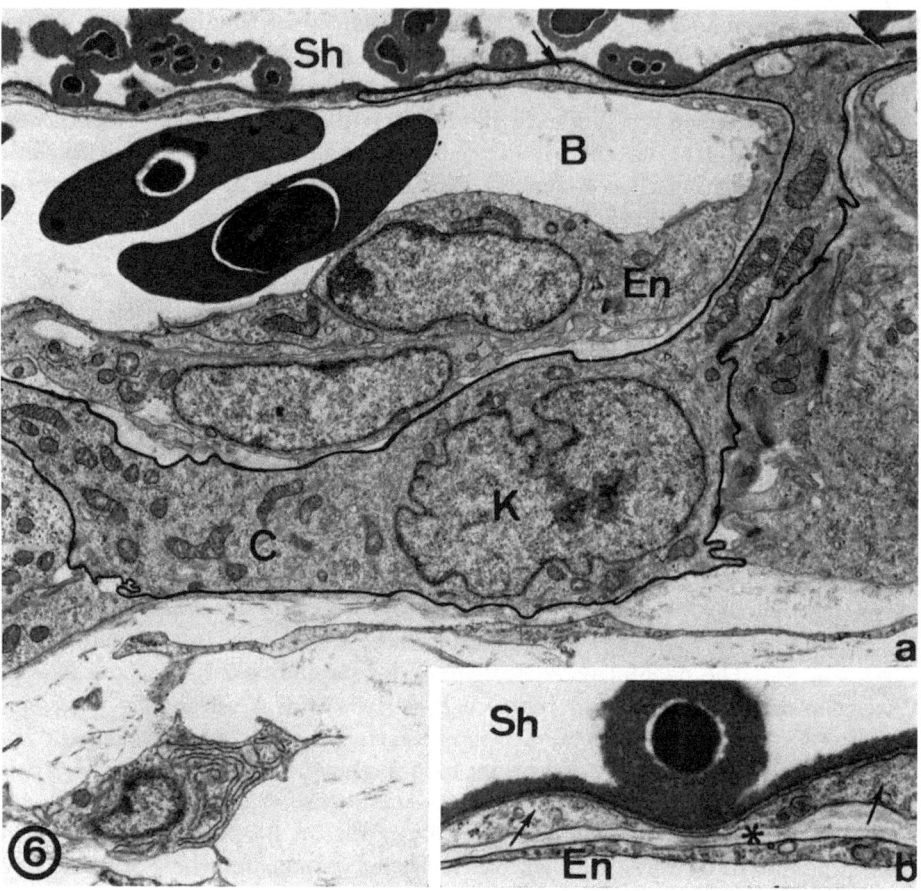

Abb. 6. a Morphologie einer durch das Eindringen der Capillaren in das Chorion veränderten Epithelzelle (13. Tag). Kern (K) und Hauptanteil der Chorionepithelzelle (C) liegen unter dem Blutsinus (B), während sich ihre weit ausladenden dünnen Fortsätze (↑) zwischen Schalenhaut (Sh) und Endothel (En) ausbreiten. 6700×. b Ein dünner Fortsatz einer Chorionepithelzelle (↑) liegt unmittelbar unter der osmiophilen Grenzschicht der Schalenhaut (Sh) und wird stellenweise von einer feinen Basalmembran unterlagert. Eine solche umgibt auch das Endothel (En) des Blutsinus. Die beiden Basalmembranen sind stellenweise (∗) verschmolzen. 23700×

Eine feine Basalmembran schließt sich unmittelbar an die äußere Oberfläche der Endothelzellen an. Die Capillaren werden in der Regel von einer bis zwei Lagen von Pericyten unvollständig umkleidet. So fehlen in frühen Entwicklungsstadien, in welchen die Gefäße noch subepithelial liegen (8.—10. Tag), die Pericyten typischerweise an der den Chorionepithelzellen zugewandten Seite. Ebenso fehlen Pericyten in späteren Stadien (bei intraepithelialer Lage der Gefäße) an der Schalenhautseite der Sinus.

Eine Basalmembran trennt — wie schon erwähnt — das Chorionepithel vom darunterliegenden Stützgewebe (Abb. 3a, 5a—c, 6a). Dort, wo ein Blutgefäß aus dem Stützgewebe an das Chorion herantritt, verschmilzt seine Basalmembran mit derjenigen des Epithels (Abb. 5a, vgl. auch Abb. 11). Diese Basalmembran bleibt auch in späteren Phasen, in welchen die Capillaren bereits intraepithelial liegen, zwischen Epithel- und Endothelzellen nachweisbar. Zudem umgeben Duplikaturen der Basalmembran nun auch die das Gefäß unterlagernden Pericyten (Abb. 5b und c, 6a, vgl. auch Abb. 11). In den zwischen diesen und den Endothelzellen vorhandenen, von Basalmembranen ausgekleideten Intercellularspalten sind häufig feine kollagene Fibrillen vorhanden. Zwischen den basal gelegenen Chorionepithelzellen ist im weiteren oft eine acelluläre Masse mittlerer Elektronendichte festzustellen, welche sowohl mit der intraepithelialen, perivasculären, als auch mit der subepithelialen Basalmembran in kontinuierlicher Verbindung steht.

2. *Stützgewebe.* Im *phasenoptischen* Schnitt (Abb. 1a) erkennt man zwischen den Epithelzellen von Chorion und Allantois die in ihrer Dicke sehr variable Stützgewebeschicht. Sie besteht aus einer amorphen, flüssigkeitsreichen Intercellularsubstanz, in welcher Zellen mit feinen Fortsätzen ein dreidimensionales Maschenwerk aufbauen. Vereinzelte Rundzellen liegen bereits in frühen Entwicklungsstadien (8. Bebrütungstag) im Stützgewebe verstreut; ihre Zahl verändert sich auch später kaum. Bis zum 10. Tag sind die Zellen des Stützgewebes vermehrt an der allantoidalen Seite zu finden (Abb. 1a). Vom 12. Tag an verteilen sie sich in lockerer Anordnung über das ganze Gewebe; sie liegen nur an dünnen Stellen der CAM dichter gedrängt beisammen. Kurz vor dem Schlüpfen (19. bis 21. Tag) ist das Cytoplasma vieler dieser Zellen von zahlreichen Vacuolen durchsetzt.

Im *elektronenoptischen* Bild erscheint das Stützgewebe sehr locker gebaut. Seine z.T. weit auseinanderliegenden Zellen liegen verstreut in einer elektronenoptisch hellen Grundsubstanz (Abb. 7a und b). Diese enthält in den ersten Entwicklungsphasen nur wenige, später vermehrt kollagene Fibrillen von ca. 400—600 Å Durchmesser, die sich vorzugsweise in der Umgebung der Zellen anhäufen (Abb. 7a und b). Die Fibrillen weisen in der Regel eine Periodizität von ca. 640 Å auf; bei solchen in unmittelbarer Nähe der Zellen fehlt letztere jedoch häufig.

Die spezifischen Zellen des Stützgewebes zeichnen sich durch ihre sehr unregelmäßige Form, sowie durch ihre z.T. sehr langen, oft verzweigten Fortsätze aus. Ihre Kerne sind meistens oval oder gelappt und besitzen deutliche Nucleolen. Das Cytoplasma enthält rundliche oder längliche Mitochondrien. In vielen Zellen fallen ein ausgedehnter, in Kernnähe lokalisierter Golgi-Apparat, sowie ein weitverzweigtes, granuläres endoplasmatisches Reticulum auf, welches sich oft bis in die Zellfortsätze ausdehnt (Abb. 7b). Seine Zisternen sind häufig erweitert und stellenweise bläschenförmig aufgetrieben. Freie Ribosomen liegen entweder einzeln oder in Rosetten angeordnet in der cytoplasmatischen Grundsubstanz, in welcher auch glattes ER in Form kleiner Bläschen, cytoplasmatische Filamente sowie multivesiculäre Körperchen nachweisbar sind. Letztere sind kurz vor dem Ausschlüpfen des Hühnchens, d.h. am 20./21. Tag, massiv vermehrt. An der Zellmembran finden sich zahlreiche mikropinocytotische Invaginationen (Abb. 7b).

Das Stützgewebe wird von größeren und kleineren Blutgefäßen durchzogen, deren zahlreiche capilläre Verzweigungen den Chorionblutsinus speisen. Vom 8. Bebrütungstag an sind im Phasendünnschnitt nebst den Blutgefäßen Anschnitte von Lymphgefäßen zu erkennen. Diese unterscheiden sich von den Blutgefäßen durch ihr relativ weites Lumen und ihre extrem dünne, nur aus einem

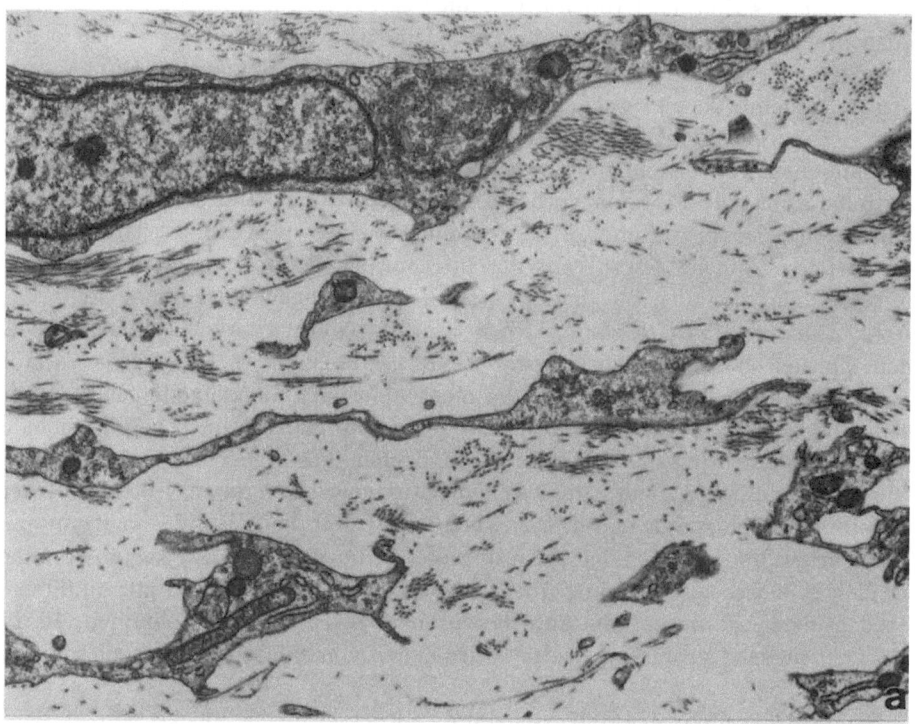
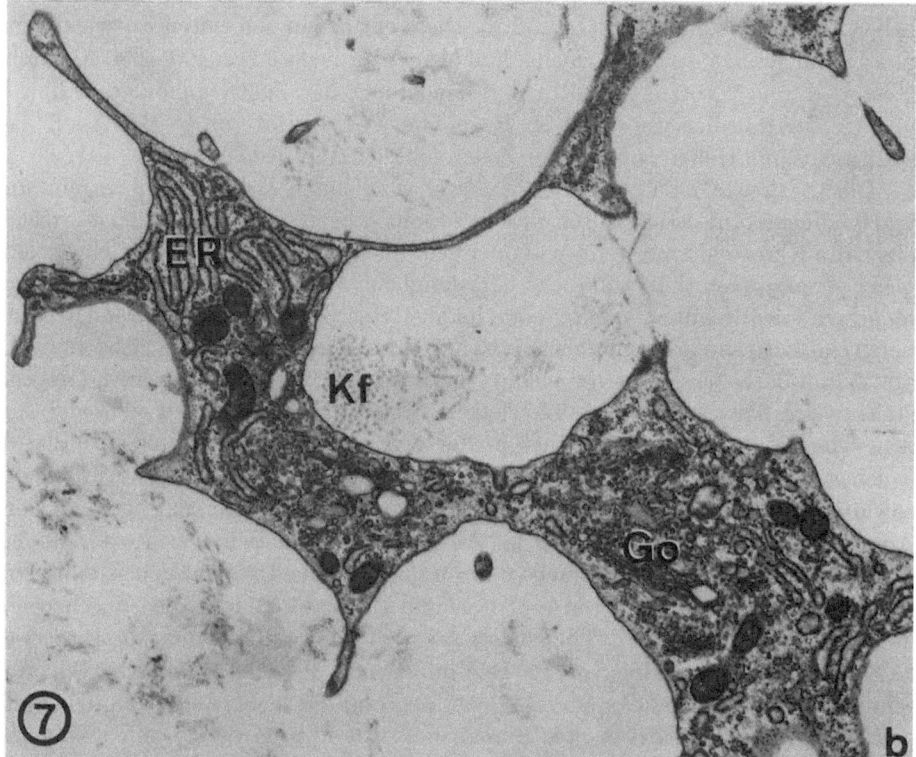

Abb. 7a u. b

Endothel bestehende Wand. Im Stützgewebe können Arterien, Venen, Arteriolen (oder Venulen) sowie Capillaren unterschieden werden. Glatte Muskelzellen treten in den Wänden größerer Gefäße erst nach dem 8. Bebrütungstag auf.

Die Wand der Arterien (Abb. 8a) besteht aus Endothelzellen, die sich an den Zellgrenzen häufig zungenförmig überlappen. Unter diesen oft weit in das Gefäßlumen vorragenden Zellen verläuft eine gewellte, auffallend dichte Basalmembran. Eine elektronendichte, basalmembranähnliche Masse trennt auch die Muskelzellen der Media und bildet eine Grenze zwischen Gefäßwand und Grundsubstanz des Stützgewebes. Die Oberflächen benachbarter Muskelzellen sind miteinander und mit denjenigen der Endothelzellen verzahnt. Mitochondrien, vorwiegend glattes endoplasmatisches Reticulum, sowie Polyribosomen sind in der Regel in den dem Gefäßlumen abgewandten Cytoplasmabezirken gelegen, während lumenwärts Bündel von Filamenten die Zellen in Längsrichtung durchsetzen. Die Myocyten werden gegen die Grundsubstanz des Stützgewebes hin unvollständig von Fortsätzen der Stützgewebezellen umgeben, stehen mit diesen aber meist nicht in enger topographischer Beziehung. Die Venenwand (Abb. 8b) unterscheidet sich morphologisch nicht wesentlich von derjenigen der Arterien. Die das Endothel unterlagernde Basalmembran weist jedoch eine weniger ausgeprägte Wellung auf, und die peripherwärts folgenden Mediazellen sind kaum ineinander verzahnt. Dadurch erscheint diese Schicht lockerer gebaut als bei den Arterien. Arteriolen und Venulen sind praktisch nicht voneinander zu unterscheiden (Abb. 8c). Die kernhaltigen Abschnitte ihrer Endothelzellen ragen oft weit in das Lumen hinein und haben dadurch eine kubische Form. Im Vergleich mit Arterien und Venen weisen diese Gefäße nur eine einzelne Lage glatter Muskelzellen auf. Die Capillaren des Stützgewebes bestehen aus einem flachen Endothel, dem eine durchgehende Basalmembran unterlagert ist. Sie sind zudem von Pericyten unvollständig umgeben.

Lymphgefäße fallen im licht- und elektronenoptischen Bild als unregelmäßig geformte, leere Räume mit einer einfachen Endothelauskleidung auf. Diese besteht aus flachen Zellen mit langen, schmalen Cytoplasmafortsätzen, die sich, wie bei den Blutgefäßen, oft überlappen oder verzahnen. Unter dem Endothel ist — im Gegensatz zu Blutcapillaren — keine durchgehende Basalmembran zu erkennen. Die Endothelzellen stehen damit über weite Strecken in direktem Kontakt mit dem Grundsubstanzraum des Stützgewebes, oft in enger Nachbarschaft zu kleinen Bündeln von kollagenen Fibrillen.

3. *Allantois*. Im *Phasendickschnitt* scheint das Allantoisepithel nach seiner Fusion mit dem Chorion (d.h. am 8. Tag) meistens nur aus einer, stellenweise aber auch aus zwei Schichten kubischer bis flacher Zellen zu bestehen. In ihren runden oder ovalen Kernen sind deutliche Nucleolen erkennbar. Um den 12. Bebrütungstag herum wird die Allantois an einzelnen Stellen drei-, gegen Ende der Entwicklung sogar vier- und mehrschichtig. Während der ganzen Fetalperiode sind stellen-

Abb. 7. a Ausschnitt aus dem zwischen Chorion- und Allantoisepithel sich ausbreitenden Stützgewebe (13. Tag). Zwischen den weit verzweigten Zellen sind häufig in kleinen Bündeln angeordnete kollagene Fibrillen. 9000×. b Stützgewebezelle, 13. Bebrütungstag, mit ausgedehntem rauhem endoplasmatischem Reticulum (*ER*) und gut entwickeltem Golgi-Komplex (*Go*). Kollagene Fibrillen (*Kf*) in Zellnische. 13200×

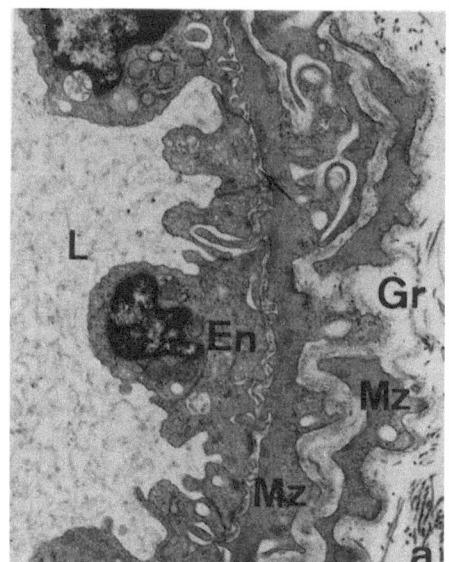
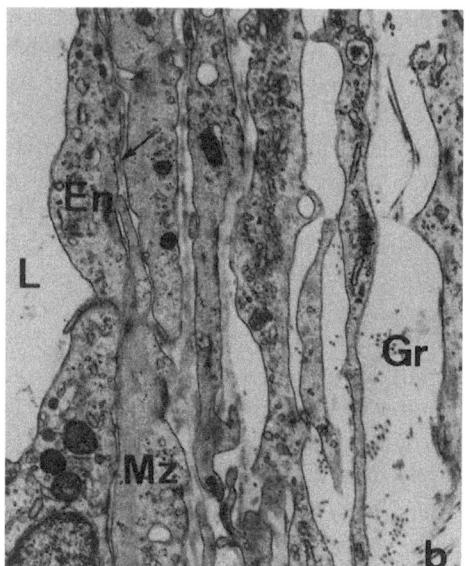

Abb. 8a—c

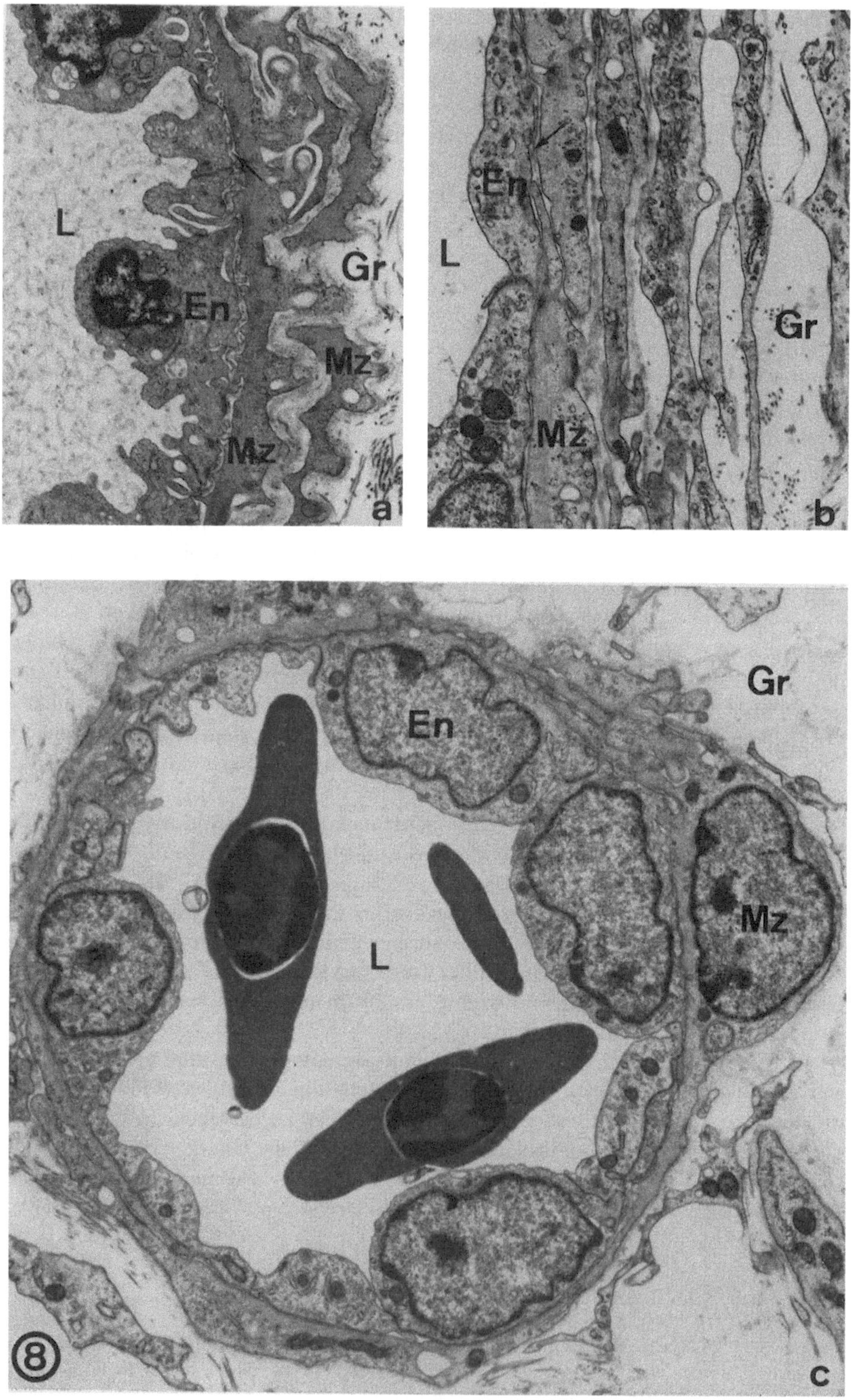

weise gegen das Lumen der Allantois hin gerichtete, abgeplattete, dunkle Zellen zu beobachten, welche im 2 μ-Schnitt kernlos erscheinen. Die Zahl dieser Elemente, die streckenweise wie ein Band über der Oberfläche des Allantoisepithels liegen, nimmt in späteren Stadien zu. Schon am 10. Tag werden zwischen den Allantoisepithelzellen weite Intercellularräume erkennbar, die um den 16. Tag herum von zahlreichen kleinen Bläschen durchsetzt erscheinen. Gegen Ende der Entwicklung sind die einzelnen Schichten der nun sehr flachen Allantoisepithelzellen, in welchen häufig große Vacuolen auftreten, durch ganze Reihen von „Intercellularbläschen" getrennt.

Im *elektronenoptischen* Präparat sind am 8. Tag der Embryonalentwicklung im Allantoisepithel eine, stellenweise jedoch auch zwei bis drei Schichten kubischer bis flacher Zellen zu erkennen (Abb. 9a). Vom 10. Tag an ist das Epithel fast ausschließlich mehrschichtig. In späteren Stadien (um den 19.—20./21. Tag) überlappen sich die Allantoisepithelzellen in einem solchen Ausmaß, daß das Epithel bis zu sechs Zellagen aufweist (Abb. 9b). Die Zellen bilden am 8. Tag noch einen dicht gefügten Verband. Schon am 10. Tag beginnen sich jedoch die Intercellularräume auszuweiten, wobei sie von Mikrovilli durchsetzt werden. Gegen Ende der Fetalentwicklung stehen benachbarte Zellen häufig nur noch über die immer zahlreicher werdenden, in Reihen angeordneten Desmosomen in unmittelbarem Kontakt (Abb. 9b).

Die Oberfläche der Zellen, welche mit der Allantoisflüssigkeit in Berührung tritt, ist von einer variablen Zahl von Mikrovilli besetzt, die an ihrem apikalen Ende oft keulenförmig aufgetrieben sind (Abb. 9a und b, Inset). Die an das Stützgewebe grenzende Fläche des Allantoisepithels wird von einer etwa 350—400 Å dicken Basalmembran unterlagert, in welche — wie an der Chorion-Stützgewebegrenze — einzelne kollagene Fibrillen einstrahlen (Abb. 9b, 10b). Vom 8. Tag der Embryonalentwicklung an sind im Allantoisepithel vereinzelt, später jedoch häufiger elektronendichte, unregelmäßig geformte Zellen zu finden (Abb. 9b), die an einigen Stellen bis an das Stützgewebe heranreichen. Hinsichtlich ihres Organellenbestandes unterscheiden sich diese Zellen kaum von den übrigen allantoidalen Elementen. Deutliche strukturelle Differenzen treten jedoch vom 12. Tag an zwischen den das Allantoislumen begrenzenden und den darunterliegenden, übrigen Epithelzellen auf. Erstere werden höher und bilden vom 17. Tag an eine Lage kubischer Zellen, während die darunterliegenden Allantoisepithelzellen flacher werden (Abb. 10b).

In den die Allantoisblase auskleidenden Epithelzellen treten bereits vom 8. bis 10. Entwicklungstag an rundliche Einschlüsse auf (Abb. 10a), welche in späteren Stadien der Entwicklung eine sehr variable Dichte aufweisen (Abb. 10b, Inset). Ihr Durchmesser liegt in der Größenordnung von 0,25—0,74 μ. Bei stärkerer Vergrößerung erscheinen diese Tropfen von einer deutlichen, wenn auch oft nicht vollständigen Membran umgeben. Vom 17. Tag an werden die Körperchen größer

Abb. 8. Blutgefäße im CAM-Stützgewebe. a Kleine Arterie, 10700×; b kleine Vene, 10700×; c Arteriole (oder Venule), 7600×. *L* Gefäßlumen, *En* Endothel, (↑) endotheliale Basalmembran: *Mz* Mediazellen, ebenfalls von Basalmembran umgeben, *Gr* Grundsubstanzraum des Stützgewebes mit kollagenen Fibrillen

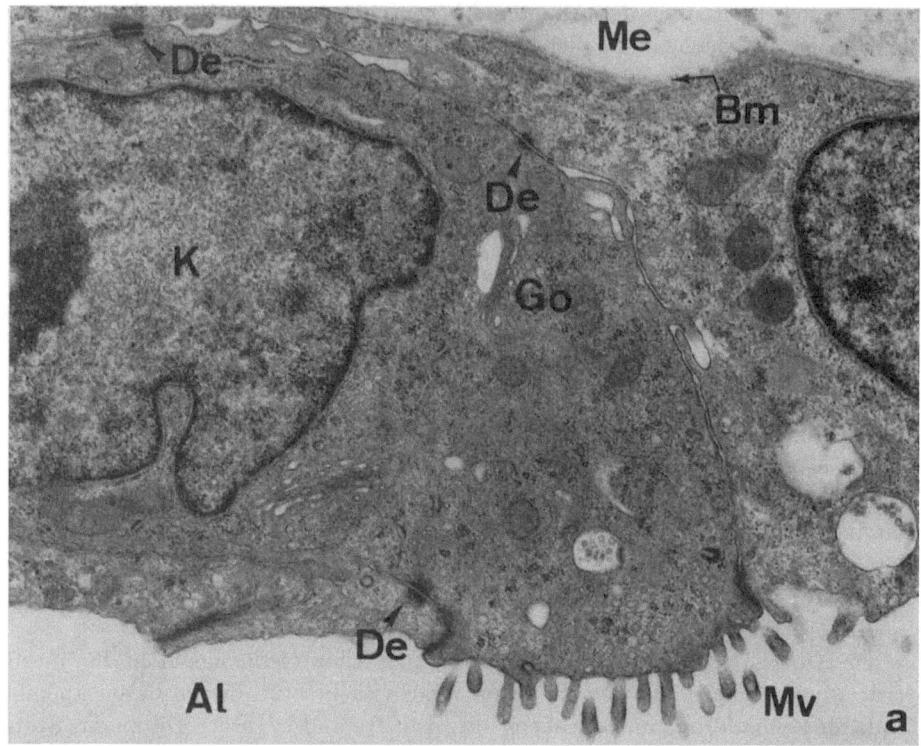

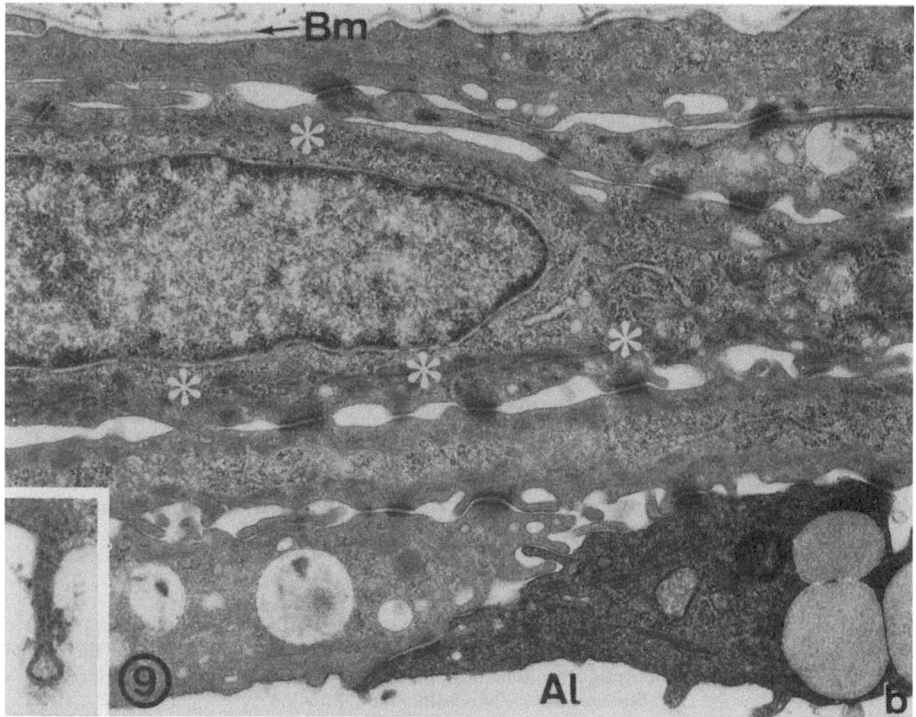

Abb. 9a u. b

und zahlreicher und füllen oft den größten Teil des Cytoplasma (Abb. 10b). Daneben kommen in den Zellen des Allantoisepithels auch typische, meist unregelmäßig geformte, membranlose Lipoidtropfen vor. Die Zahl der Mitochondrien ist variabel; vereinzelt sind Zellen zu finden, die große Ansammlungen dieser Organellen enthalten und an ihrer Oberfläche dicht gelagerte Mikrovilli besitzen. Sowohl das glatte ER als auch der Golgi-Apparat sind in den Allantoisepithelzellen gut ausgebildet; im Gegensatz dazu kommt wenig rauhes ER vor. Das Cytoplasma aller Allantoisepithelzellen ist von Bündeln feinster Filamente durchsetzt (Abb. 9b). Besonders in späten Stadien sind zudem Ansammlungen von Glykogenkörnchen zu finden (Abb. 10b).

Im Allantoisepithel treten vom 17. Tag der Entwicklung an Degenerationserscheinungen auf, von welchen hauptsächlich die lumenwärts gelegenen Zellen betroffen sind (Abb. 10c). Die cytoplasmatische Grundsubstanz nimmt dabei an Dichte zu, und es treten Vacuolen und multivesiculäre Körperchen auf. Zwischen Granula und Cytoplasma entstehen oft Spalten. Am 20./21. Entwicklungstag liegen diese Einschlüsse hauptsächlich in Nähe des Lumens oder stülpen sich sogar gegen dieses vor. In einzelnen dunklen Zellen ist die Zellmembran zwischen den Granula und dem Allantoislumen verschwunden (Abb. 10c). Die Zelloberfläche erhält damit ein sehr unregelmäßiges Aussehen.

4. Diskussion

a) Bemerkungen zur Entstehung der CAM

Das *Mesoderm*, das in der Organogenese der CAM eine entscheidende Rolle spielt, entsteht im Verlaufe der Gastrulation, indem sich Zellen aus dem Primitivstreifen loslösen und lateral und caudal zwischen Ekto- und Entoblast vorschieben. Während seine zentralen Anteile in einzelne Somiten zerlegt werden, teilt ein in den extraembryonalen Anteilen auftretender Spaltraum (Cölomspalt) das mittlere Keimblatt in die Somato- und in die Splanchnopleura. Die Somatopleura schließt sich dem extraembryonalen Ektoderm an, während die Splanchnopleura das Dottersackepithel überzieht (Lillie, 1952; Romanoff, 1960).

Chorion und Amnion. Extraembryonales Ektoderm und Somatopleura bilden die Amnionfalten, die frühzeitig die Embryonalanlage in cranio-caudaler Richtung umfassen, in der dorsalen Mittellinie zusammenstoßen und unter Bildung der Amnionnaht verschmelzen. Die Amnionnaht verschwindet rasch wieder, so daß sich die beiden Lamellen der Amnionfalten unter Bildung des Amnion und des Chorion völlig trennen. Das Amnion umschließt den Keimling, während das Chorion das extraembryonale Cölom nach außen abschließt. Jede dieser beiden Hüllen besteht aus Epithel und Stützgewebe, wobei letzteres die Auskleidung des

---

Abb. 9. a Allantoisepithel, 8. Bebrütungstag. Kubische Zellen mit großem Zellkern (*K*) und ausgedehntem Golgi-Komplex (*Go*). Die gegen das Allantoislumen (*Al*) gerichtete Zelloberfläche wird teilweise durch Mikrovilli (*Mv*) vergrößert. *De* Desmosomen, *Bm* Basalmembran, *Me* Stützgewebe, 29200×. b Allantoisepithel, 19. Tag. Abgeflachte Zellen mit cytoplasmatischen Filamenten (*). Intercellularspalten erweitert, zahlreiche Desmosomen. Ein Teil der das Allantoislumen (*Al*) begrenzenden Zellen ist stark osmiophil. *Bm* Basalmembran, 16600×. Inset: Mikrovillus einer Allantoisepithelzelle, 46000×

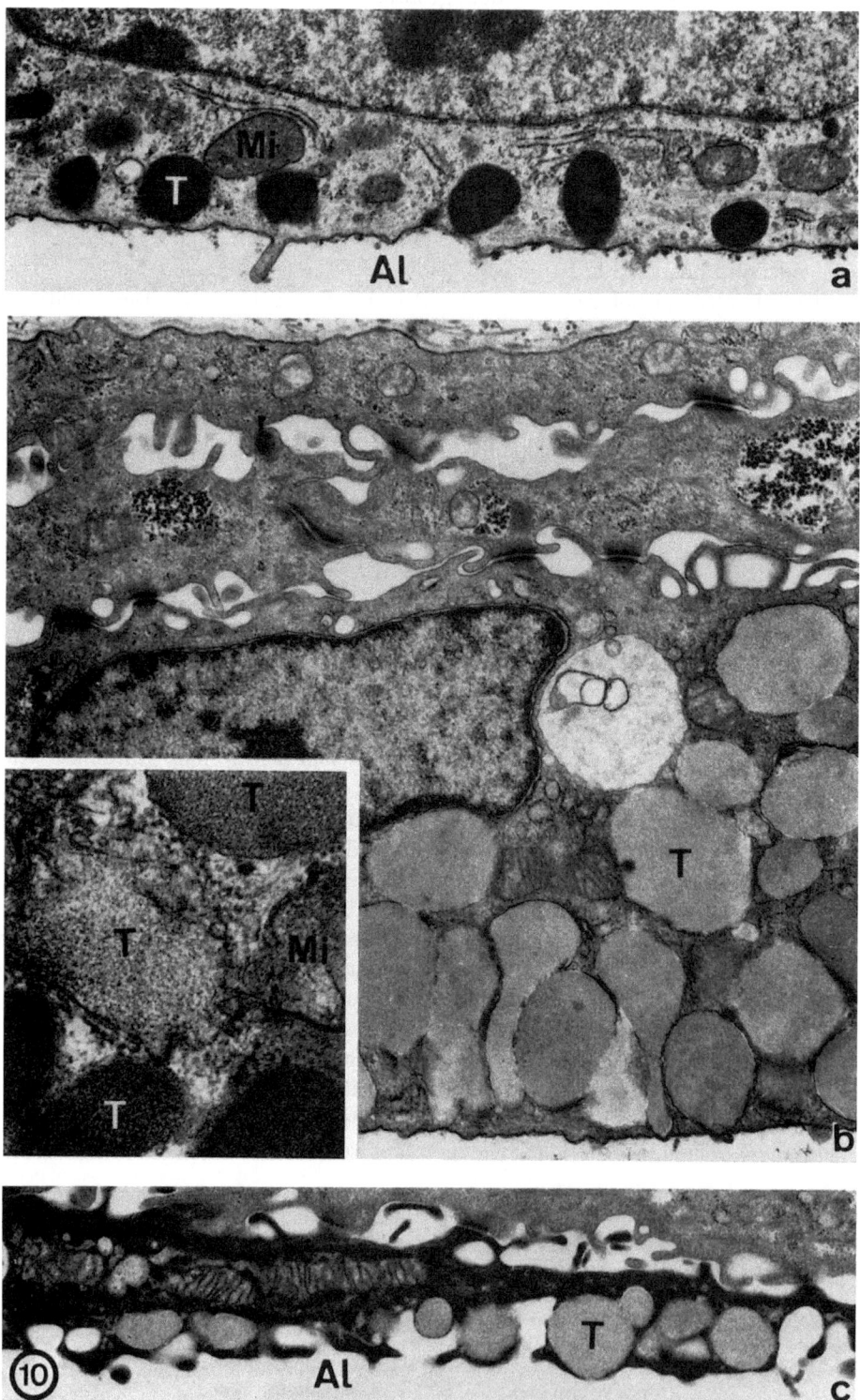

Abb. 10a—c

extraembryonalen Cölom bildet. Das Chorionepithel ist nach außen, das Amnionepithel nach innen gerichtet. Nach Ausbildung von Amnion und Chorion ist ein vollständiger Abschluß des Keimes von der Außenwelt erreicht (Lillie, 1952; Romanoff, 1960).

Allantois. Die Allantois entsteht als Ausstülpung des Enddarmes und stößt in das Exocöl vor. Sie wächst sehr rasch und erreicht zwischen dem 4. und 5. Bebrütungstag das Chorion. Als Derivat des embryonalen Darmes besteht sie aus einem Epithel, das wie die Dottersackwand von Stützgewebe überzogen ist.

Chorioallantois. Die Allantoisblase wächst in das Exocöl vor, breitet sich darin aus und stößt auf das Chorion, mit welchem sie zur Chorioallantoismembran verklebt. An dieser lassen sich drei Anteile unterscheiden, nämlich das gegen die Schalenhaut gerichtete Chorionepithel, das darunterliegende Stützgewebe und das die Allantoisblase auskleidende Allantoisepithel (Lillie, 1952; Romanoff, 1960).

b) Morphologie des Chorionepithels

Fülleborn (1895) beschrieb das Chorion während und nach seiner Fusion mit der Allantois als ein ein- bis zweischichtiges, von Mesenchym unterlagertes Epithel. Leeson und Leeson (1963) erhoben ähnliche Befunde. In den vorliegenden Untersuchungen erschien das Chorion meistens als zweischichtiges Epithel aus kubischen bis flachen Zellen. An wenigen Stellen konnte auch ein dreischichtiger Bau beobachtet werden. Elektronenoptisch ließen sich im Chorionepithel zwei Zellformen unterscheiden: Der eine Zelltyp wies wenig Organellen auf und seine cytoplasmatische Grundsubstanz erschien wegen des Vorkommens zahlreicher freier Ribosomen relativ dicht. Der andere Zelltyp zeichnete sich durch einen erhöhten Organellenbestand aus, enthielt jedoch wenig freie Ribosomen und wirkte dadurch heller (Abb. 3a). Die Bedeutung dieser morphologischen Unterschiede, die nur in den frühen Entwicklungsstadien beobachtet wurden, ist unklar. Sie widerspiegeln möglicherweise besondere Funktionszustände der einzelnen Elemente im epithelialen Zellverband.

Hinsichtlich Vorkommen, Form und Anordnung der Organellen in den Chorionepithelzellen (Golgi-Apparat, rauhes und glattes endoplasmatisches Reticulum, Ribosomen etc.) stimmen unsere Befunde mit denjenigen von Leeson und Leeson (1963) überein. Bei den in diesen Zellen nachgewiesenen zwei Typen von Mitochondrien (langgestreckte helle und rundliche dichte), die meist nicht in der gleichen Zelle anzutreffen waren, handelt es sich wahrscheinlich um Organellen in unterschiedlichen Phasen der Aktivität. Am 20./21. Tag enthielten viele Chorionzellen degenerierende Mitochondrien (helle Matrix und geschrumpfte Cristae). In vielen Fällen waren die Cristae so weit reduziert, daß sie kaum noch erkannt werden konnten. Mikropinocytosebläschen, wie sie Leeson und Leeson (1963) be-

Abb. 10a—c. Formen der Einschlußkörper (*T*) in den lumenwärts gelegenen Allantoisepithelzellen. Eine einzelne Zelle enthält oft helle und dunkle (elektronendichte) Tropfen (Abb. 10b, Inset 47800×). *Mi* Mitochondrien. a Dichte Granula in Allantoisepithelzelle, 10. Bebrütungstag, 17000×. b Helle Einschlüsse in Allantoisepithelzelle, 17. Bebrütungstag, 17000×. c Degenerierende Allantoisepithelzelle, 20. Bebrütungstag. Die Tropfen werden in das Allantoislumen (*Al*) entleert. 17000×

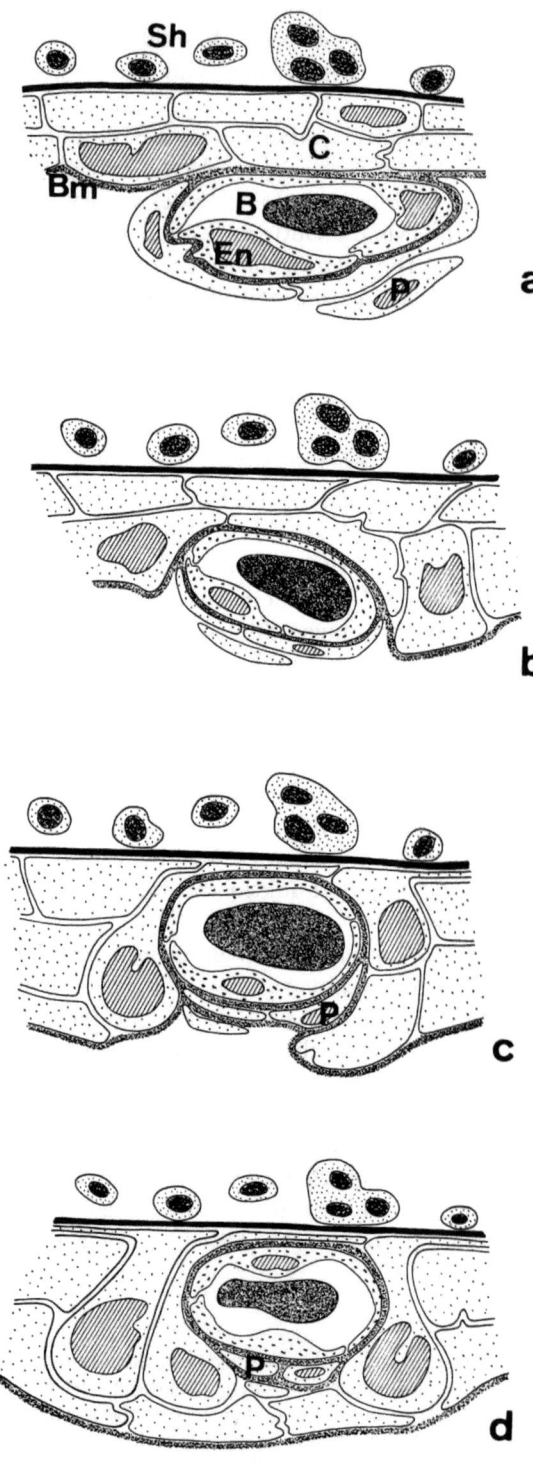

Abb. 11a—d

sonders in den direkt unter der Schalenhaut liegenden Chorionzellen fanden, waren in unserem Material praktisch ausschließlich an Endothelzellen und Pericyten nachweisbar. Vom 10.—12. Tag an wies jedoch die Oberfläche vieler der zuäußerst gelegenen Chorionepithelzellen zunächst kleine, dann immer größer werdende Membran-Invaginationen auf, die sich bis zum Ende der Fetalentwicklung allmählich zu einem labyrinthartigen System ausgestalteten (Abb. 4a—c).

Ein Teil der Epithelzellen, die in frühen Entwicklungsphasen (8.—10. Tag) noch durchwegs flach bis kubisch sind, nimmt vom 12. Tag an Zylinder- oder Tropfenform an (Abb. 4a und b, 5c, 6a). Es handelt sich dabei um Zellen, die zwischen den Maschen des Capillarnetzes weit ausladende Fortsätze unter die Schalenhaut aussenden. Diese Formveränderung, auf die auch Skalinsky und Kondalenko (1962) hinwiesen, ist offensichtlich die Folge des Eindringens der Blutgefäße aus dem Stützgewebe (vgl. S. 17 und Abb. 11) und stellt eine funktionell bedingte Anpassung des Epithels dar.

Fülleborn (1895) fand in älteren Stadien der CAM-Entwicklung über dem Chorionblutsinus nur noch eine einzelne Schicht „sehr platter", vom Capillarendothel nicht zu unterscheidender Zellen. Er nahm an, daß diese Reduktion des Epithels durch degenerative Veränderungen bedingt sei. Die unter der Capillarzone vorhandene, einzelne Schicht „kubischer, epithelartiger Zellen" wurde von ihm als Derivat des Mesoderm gedeutet. Danchakoff (1917) kam zum Schluß, daß sich im Chorionepithel ein Capillarnetz entwickelt, welches, von den „subepithelial" gelegenen Gefäßen ausgehend, sich vom 13. Tag an unter der Schalenhaut ausdehnt. Die oberflächliche Lage des respiratorischen Capillarnetzes wäre demnach das Ergebnis eines aktiven Wachstums der Gefäße in und durch das Chorionepithel hindurch. Letzteres käme damit sekundär unter das Capillarnetz zu liegen. Diese Interpretation wurde von Hanan (1927) übernommen, der das Chorionepithel durch Injektion von Trypanblau in die Luftkammer anfärbte, wobei der Farbstoff von der Schalenhaut her in die Chorionzellen eindrang. Mit Danchakoff (1917) übereinstimmend, beschrieb Hanan die Lage der Capillaren bis zum 8. Tag als „subepithelial", um den 8.—10. Tag als „intraektodermal" (d.h. zwischen den Epithelzellen). Nach dem 13.—15. Tag wurde der Chorionblutsinus als „epiektodermal" bezeichnet, da er in dieser Entwicklungsphase unmittelbar unter der Schalenhaut beobachtet wurde. In späteren licht- und elektronenoptischen Arbeiten wurden diese, für das Verständnis der Wachstumsvorgänge an der CAM wichtigen Beobachtungen, nicht mehr erwähnt. Leeson und Leeson (1963) wollen lichtoptisch festgestellt haben, daß die zwei Schichten des Chorionepithels schon am 7. Tag durch den Chorionblutsinus getrennt werden; diese Angabe konnte von uns nicht bestätigt werden. Hingegen befinden wir uns in Übereinstimmung mit den Ergebnissen von Danchakoff (1917) und Hanan (1927). Von den Detailbefunden dieser Autoren abweichend, waren die Capillaren jedoch bis zum 10. Tag

Abb. 11a—d. Rekonstruktion der Lage des Blutgefäßnetzes (*B*) in Abhängigkeit von der Entwicklungsphase, schematisch. a 8. Bebrütungstag: subepitheliale Lage der Gefäße. b und c 10. Bebrütungstag: Übergang von subepithelialer zu intraepithelialer Lage. d 12. Bebrütungstag: „epiektodermale" Lage des Blutsinus (unmittelbar unter der Schalenhaut). *Sh* Schalenhaut, *En* Endothelzellen, *P* Pericyten, *Bm* Basalmembran, *C* Chorionepithelzellen

stets „subepithelial" gelegen (Abb. 5a). Das „intraepitheliale" Stadium (Abb. 5b) war auf den 10. Tag beschränkt. Zu diesem Zeitpunkt ließ sich der Übergang von „subepithelialer" zu „intraepithelialer" Lage bei zahlreichen Gefäßen nachweisen. In solchen Fällen waren die oberen Anteile eines Capillarsegmentes schon von Chorionepithelzellen umgeben, während die unteren Anteile sich noch unter dem Epithel, d.h. im Stützgewebe befanden. Vom 12. Entwicklungstag an befanden sich die Capillaren ausschließlich in Nähe der Schalenhaut, waren jedoch stets zwischen Chorionzellen gelegen (Abb. 5c). Die „epiektodermale" Lage des Blutsinus kommt demzufolge zu dem Zeitpunkt zustande, an welchem sich die Chorioallantoismembran der Schalenhaut fest anlegt und der Keim von der organogenetischen in die Wachstumsphase eintritt.

In ihren lichtoptischen Arbeiten sprechen Fülleborn (1895), Danchakoff (1917), Hanan (1927) und Romanoff (1960) von einem direkten Kontakt des Blutsinus mit der Schalenhaut. So gibt Romanoff (1960) an, daß die oberflächliche Lage flacher Epithelzellen nach dem 13.—15. Tag verschwunden sei. Borysko und Bang (1953) kamen in ihren elektronenmikroskopischen Untersuchungen zu gleichen Schlüssen. Allerdings beschrieb schon Fülleborn (1895) die das Capillarnetz umgebenden Zellen recht treffend: „Man kann statt von einem im Gewebe liegenden Gefäßnetz ebensogut von einem durch Gewebspfeiler unterbrochenen Blutsinus sprechen." Auch Danchakoff (1917) erwähnte die Trennung einzelner Capillarabschnitte durch „Ektodermgewebe". Ebenso beobachtete Hanan (1927) Cytoplasmafortsätze der Chorionepithelzellen, die zwischen den Capillaren gegen die Schalenhaut emporragen und sich über dem Endothel ausbreiten.

In Übereinstimmung mit Leeson und Leeson (1963) wurden in unseren elektronenoptischen Schnitten *häufig* Chorionzellfortsätze zwischen Capillarendothel und Schalenhaut gefunden. Diese Fortsätze sind so zart, daß sie selbst im phasenoptischen Dickschnitt kaum zu erkennen sind. Borysko und Bang (1953) trennten für die Fixation die Chorioallantoismembran von der Schalenhaut. Sehr wahrscheinlich wurden dadurch die über dem Sinus liegenden Fortsätze der Chorionzellen zerstört, was die Fehlinterpretation verständlich macht. Die Hauptanteile der Chorionepithelzellen, die vor dem 12. Entwicklungstag noch über dem Blutsinus liegen, werden durch das Eindringen der Capillaren in das Epithel nach unten verdrängt. Der kernhaltige Teil dieser tropfenförmig werdenden Zellen liegt nun zwischen, später sogar unter dem Sinus. Die zwischen den Maschen des Capillarnetzes sich nach außen drängenden Zellfortsätze verzweigen sich oberhalb der Sinusschicht in zarte Ausläufer unmittelbar unter der Schalenhaut (Abb. 5c, 6a und b, 11).

Über die Herkunft der Capillarendothelien gehen die Ansichten der verschiedenen Beobachter auseinander. Nach Danchakoff (1917) werden die Sinus von einem Endothel begrenzt, das in enger Beziehung zu den „Ektodermzellen" steht, sich jedoch färberisch eindeutig von diesen unterscheidet (bei der Azur-Eosin-Färbung wird das Cytoplasma der „Ektodermzellen" rot, das der „Mesoderm"- und Endothelzellen grün-blau gefärbt). Auf Grund dieser Kriterien wurden die Endothelzellen dem Mesoderm zugeordnet. Hanan (1927), Lillie (1952), Romanoff (1960) wie auch Borysko und Bang (1953) beschrieben den Sinus ebenfalls als ein Netzwerk von weiten Capillaren mit eigener endothelialer Auskleidung. Rangan und Sirsat (1962) hingegen verwenden die Bezeichnung Blutsinus oder Capillare nicht, da das Blut nach ihrer Ansicht direkt zwischen den Chorionzellen zirkuliert. Leeson und Leeson (1963) wiederum bezweifeln die mesodermale Herkunft der capillarwandbildenden Zellen, da sie — vor allem in frühen Stadien — den für Endothelien typischen Bau nicht aufweisen sollen. Erst in späteren Entwicklungsstadien seien sie durch ihre charakteristische Kernstruktur (zahlreiche Chromatinschollen, Fehlen des Nucleolus) von den Chorionepithelzellen zu unterscheiden. Leeson und Leeson konnten auch keine Basalmembran zwischen Sinuswand- und Chorionepithelzellen nachweisen; nach ihren Beobachtungen setzt sich die Basalmembran der in den Sinus eintretenden Gefäße in die subepitheliale Basalmembran fort, woraus sie folgern, daß die Sinuswandzellen Abkömmlinge des Chorionepithels sind. Unsere eigenen Befunde zeigen aber unmißverständlich, daß auch die intraepithelialen Capillaren stets durch eine Basalmembran von den benachbarten Epithelzellen getrennt bleiben (Abb. 4b, 5b und c). Diese peri-endotheliale Basalmembran verzweigt sich an der Unterseite der einzelnen Sinusabschnitte und umschließt auch die Pericyten (Abb. 5c). Ultrastrukturell unterscheiden sich Endothel- und Chorionzellen nicht wesentlich. Ihre Kerne sind länglich, oval und unsegmentiert und enthalten deutliche Nucleolen. Endothelzellen und Pericyten enthalten oft mehr granuläres endoplasmatisches Reticulum als die Chorionepithelzellen und weisen auch vermehrt Mikropinocytosebläschen auf. Es darf daher als gesichert gelten (vgl. auch Abschnitt Stützgewebe), daß es sich bei diesen Zellen um mesodermale Abkömmlinge handelt.

c) Morphologie des Stützgewebes

Aus den eingehenden Untersuchungen Fülleborns (1895) über die Vascularisation dieses zwischen den beiden Epithelien eingeschalteten Gewebes geht hervor, daß vom Embryo herkommend zwei Arterien und eine Vene (Aa. und V. umbilicales) über den Allantoisstiel und die Allantoisblase in Richtung Chorion vorwachsen (4.—6. Bebrütungstag). Diese Gefäße bilden in den tieferen Schichten des Stützgewebes ein Netz, von welchem aus aufsteigende dünne Äste das sich entwickelnde Capillarnetz speisen. In den folgenden Tagen bilden sich in den Endabschnitten der Arterien und Venen zahlreiche Anastomosen. Mit den Arterien und Venen breiten sich Lymphgefäße aus, die ebenfalls über den Allantoisstiel in den Keim führen. Sie bilden um die Gefäßäste ein feinmaschiges System, das sich letztlich als Lymph-Capillarnetz unterhalb der Blut-Capillarzone ausbreitet.

Der histologische Bau der größeren Blut- und Lymphgefäßäste ist recht unterschiedlich (vgl. auch Borysko und Bang, 1953; Rangan und Sirsat, 1962; Sweeny und Bather, 1968). Während die Arterien aus einem Endothel und einer aus glatten Muskelzellen dicht gefügten Media bestehen, die peripher von Fibroblasten umgeben ist (Abb. 8a), zeichnen sich die Venen durch eine lockerer gebaute Mittelschicht aus (Abb. 8b). In Übereinstimmung mit Lillie (1952) wurden in den vorliegenden Untersuchungen glatte Muskelzellen in den Gefäßwänden der CAM erst vom 8. Bebrütungstag an festgestellt. Im Gegensatz dazu besitzen größere Lymphgefäße eine nur aus Endothelzellen bestehende Wand, die durch eine unvollständige Basalmembran vom umliegenden Stützgewebe getrennt ist. Die von Sweeny und Bather (1968) beschriebenen kleineren Gefäße, deren Endothel von flachen, fibroblastenähnlichen Zellen umgeben war, stellen vermutlich von Pericyten unvollständig umkleidete Capillarverzweigungen dar.

Die das Stützgewebe aufbauenden Zellen bilden eine einheitliche Population, die sich durch das Vorkommen eines gut entwickelten endoplasmatischen Reticulums auszeichnet (Abb. 7b). Die von Skalinsky und Kondalenko (1962) beschriebenen engen Kontakte zwischen den Fortsätzen der Stützgewebezellen konnten gelegentlich auch im hier untersuchten Material beobachtet werden. Es handelte sich um einfache Berührungsstellen, seltener um Verzahnungen der Zelloberflächen, die vor allem am Chorion- bzw. Allantoisstützgewebe vor der Fusion nachweisbar waren.

In allen untersuchten Entwicklungsstadien waren in der Grundsubstanz vereinzelte Rundzellen zu beobachten, die sich durch ihre Form und ihren Organellengehalt eindeutig von den gerüstbildenden Zellen unterschieden. Hingegen dürften die von Sweeny und Bather (1968) außerhalb der Gefäße festgestellten Erythrocyten vermutlich einen technisch bedingten Artefakt darstellen. Das Stützgerüst von Chorion und Allantois enthält bereits vor der Fusion der beiden Epithelien vereinzelte kollagene Fibrillen. Diese weisen — im Gegensatz zu den Beobachtungen von Skalinsky und Kondalenko (1962) — bereits am 5. Tag eine deutliche Querstreifung auf. Die Zahl dieser Fibrillen nimmt im Verlaufe der Entwicklung zu.

d) Morphologie der Allantois

Fülleborn (1895) beschrieb das Allantoisepithel als einschichtiges Epithel, das aus flachen, in späteren Stadien jedoch aus kubischen Zellen aufgebaut ist. Er wies jedoch darauf hin, daß das Epithel bereits am 6. Bebrütungstag mehrschichtig erscheinen kann, da die „an die Entodermschicht grenzenden mesodermalen Bestandteile stellenweise ein epitheliales Aussehen besitzen". Auch Rangan und Sirsat (1962) beobachteten in der Allantois von 10—12 Tage alten Feten häufig zwei Schichten. Nach Leeson und Leeson (1963) wird das anfänglich einschichtige Epithel vom 16. Tage an mehrschichtig, indem sich die Zellen überlappen. In den von uns untersuchten elektronenoptischen Präparaten war das Allantoisepithel oft bereits am 8. Bebrütungstag 2—3schichtig; gegen Ende der Entwicklung konnten bis zu 6 Zellagen gezählt werden (Abb. 6b). Die Veränderungen in der Schichtung des Epithels gehen mit einem deutlichen Wechsel der Zellmorphologie einher. Während das Allantoisepithel vor der Bildung der CAM praktisch ausschließlich kubische Elemente enthält, flachen sich mit zunehmendem Alter die gegen das Stützgewebe hin gelegenen Zellen mehr und mehr ab (Abb. 10b). Die das Lumen der Allantois begrenzende Zellschicht hingegen bleibt kubisch oder wird an vereinzelten Stellen sogar hochprismatisch. Ähnliche Veränderungen der Allantoiszellen wurden von Borysko und Bang (1953) und von Leeson und Leeson (1963) beschrieben, wobei letztere keine Unterschiede zwischen den einzelnen Zellagen feststellten. Die von diesen Autoren im Epithel beobachteten „intercellular vesicles" stellen offensichtlich von Mikrovilli durchsetzte Intercellularräume dar, die das Aussehen von pericellulären Bläschenketten annehmen können. Keulenförmige Mikrovilli ließen sich auch an den lumenwärts gerichteten Oberflächen der Epithelzellen nachweisen (Abb. 9a und b, Inset).

Leeson und Leeson (1963) beschrieben eine subepitheliale Schicht dunkler Zellen mit unregelmäßigen Kernen und fibrillärem Cytoplasma, welche von einem dichten Netzwerk kollagener Fibrillen umgeben waren und das Aussehen von glatten Muskelzellen besaßen. Fülleborn (1895) beobachtete glatte Muskelzellen in dem nicht mit dem Chorion verwachsenen Teil der Allantois (also im sog. „inneren Blatt") und leitete sie z.T. vom Amnion her, das um den 7. Tag herum mit dem „inneren Blatt" der Allantois verwächst. Subepithelial ließ sich in unserem Material — außer den offensichtlich zu größeren Blutgefäßen gehörenden Myocyten — nie glatte Muskulatur nachweisen. Hingegen gehören intracytoplasmatische Bündel von Filamenten, die meistens längs verlaufen, zum üblichen Organellenbestand der Allantoisepithelzellen. Die am Ende der Fetalentwicklung beobachteten Degenerationserscheinungen an den Allantoisepithelzellen wurden bereits von Fülleborn (1895) erkannt („die Entodermzellen sehen einige Tage vor dem Ausschlüpfen des Hühnchens häufig an den Rändern wie angenagt aus") (Abb. 10c) und in den Untersuchungen von Romanoff (1960) und Leeson und Leeson (1963) bestätigt. Letztere fanden abgerundete, gegen das Allantoislumen vorspringende Zellen, die offenbar kurz vor ihrer Loslösung aus dem epithelialen Zellverband standen. Interessanterweise beschränkt sich die Zelldegeneration auf die Schicht lumennaher Allantoiszellen. In keinem der von uns untersuchten Präparate aus späteren Entwicklungsstadien (17.—20./21. Tag) betrafen diese Abbauprozesse die tiefer gelegenen Bindegewebszellen.

Die dem Allantoislumen zugewandte Schicht von Epithelzellen ist schon am 8. Bebrütungstag durch das Vorkommen spezifischer Einschlüsse gekennzeichnet (Abb. 10a), die — auch in späteren Phasen — den tiefer gelegenen Zellschichten fehlen. Borysko und Bang (1953) bezeichneten sie als „roughly spherical masses of dense, nongranular material" von 0,2—2,0 µ Durchmesser. Auch Rangan und Sirsat (1962) fanden runde oder ovale, von einer dichten Membran umgebene Einschlüsse. In dem von Leeson und Leeson (1963) untersuchten Material nahmen diese Granula im Laufe der Entwicklung ab und waren in den letzten Stadien kaum mehr nachweisbar. In unseren Präparaten konnte jedoch beobachtet werden, daß Größe und Zahl dieser Körper im Verlaufe der Entwicklung der CAM massiv zunehmen. Während am 8.—9. Bebrütungstag relativ wenige Granula im paranucleären Cytoplasma der innersten (d.h. lumennahen) Allantoiszellschicht auftreten (Abb. 10a), sind um den 18.—20./21. Tag herum praktisch alle diese Zellen mit Granula vollgestopft (Abb. 10b). Sie liegen in dieser späten Phase hauptsächlich unmittelbar unter der Zellmembran, welche sie häufig gegen das Lumen ausbuchten (Abb. 10c).

Über Entstehung und chemische Zusammensetzung dieser cytoplasmatischen Einschlüsse gehen die Meinungen der verschiedenen Untersucher auseinander. Borysko und Bang (1953), Rangan und Sirsat (1962) und Leeson und Leeson (1963) interpretierten die Granula als Lipoidtropfen, da ihr Inhalt durch fettlösliche Fixationsmittel extrahiert wird. Ihr Erscheinen wurde als Reaktion auf das Vorkommen toxischer Substanzen in der Allantoisblase gedeutet. Rangan und Sirsat (1962) diskutieren die Möglichkeit einer Pinocytose von Stoffen aus der Allantoisflüssigkeit. Dies scheint jedoch eher unwahrscheinlich, da diese Granula bereits um den 8. Tag herum als kleine Elemente im Cytoplasma der Zellen vorhanden sind (vgl. auch Conklin, 1967). Sie werden mit zunehmendem Alter an die Peripherie der Zelle verschoben und nehmen an Größe zu. Ihrer Affinität zu spezifischen Farbstoffen wegen wurden diese Einschlüsse „mucous inclusions" (Conklin, 1967) genannt, wobei auf Grund selektiver Anfärbbarkeit zwei Formen unterschieden wurden (Sialomucin- und Sulfomucin-enthaltende Granula). Morphologisch ließen sich im vorliegenden Material ebenfalls zwei Arten von Granula unterscheiden: Der eine Typ war von einer oft unvollständigen Membran umgeben, und seine Matrix erschien von sehr variabler Dichte. Daneben wurden unregelmäßig geformte oder rundliche, membranlose Elemente mit deutlich erhöhter Elektronendichte beobachtet, welche auf Grund ihrer Konfiguration als Lipoidtropfen angesehen werden müssen. Beide Einschlüsse scheinen in den letzten Phasen der Entwicklung, in welcher die lumennahe Epithelzellschicht zunehmend degeneriert, in das Allantoislumen abgestoßen zu werden. Ihre funktionelle Bedeutung ist auf Grund morphologischer Untersuchungen allein nicht abzuklären. Mit einiger Wahrscheinlichkeit dürfte es sich hier um bereits früh beginnende, später sich stark akzentuierende Degenerationserscheinungen des Epithels handeln.

Summary

The development of the chorioallantoic membrane (CAM) of the chicken from the 5th to the 21st day of incubation was studied by light and electron microscopy. At day 5, chorion and allantois were found to contact by fusion of the adjoining connective tissues of the two respective epithelia. At this stage, the allantoic blood vessels set out to penetrate into the chorionic epithelium. This process was accompanied by striking morphological changes of the epithelial cells and appeared to be completed around the 10th day of development. After day 12, the distance between the intra-epithelial capillaries and the shell membrane (i.e. the "air-blood-barrier") became markedly reduced by displacement of major portions of the chorionic epithelial cells by intruding capillaries. A basal lamina was always found to separate the intra-epithelial capillaries from the chorionic cells. This basal lamina appeared to be continuous with the one surrounding the connective tissue blood vessels. For this reason, the endothelium of the intra-epithelial sinusoids was assumed to be derived from the connective tissue. The connective tissue of the chorioallantoic membrane consisted of polymorphic cells being widely dispersed in an amorphous ground substance containing small numbers of collagen fibrils. In addition, numerous blood vessels as well as branches of a lymphatic network could be observed. At early developmental stages, the allantoic epithelium consisted of cuboidal cells which became progressively flattened and overlapping during the fetal period. In the cells lining the allantoic cavity, vacuoles and droplets appeared and increased in numbers. At the end of the chicken's fetal period, these droplets were found to be emptied into the allantoic cavity.

Zusammenfassung

Die Entwicklung der Chorioallantoismembran (CAM) des Hühnchens wurde vom 5. bis zum 20./21. Bebrütungstag licht- und elektronenmikroskopisch untersucht. Die am 5. Tag beginnende Fusion von Chorion und Allantois führt zu einer Verschmelzung der diese Epithelien unterlagernden Stützgewebeschichten. Damit treten Blutgefäße der wachsenden Allantois in direkte Beziehung zum Chorionepithel und durchsetzen dieses im Verlaufe der weiteren Entwicklung (vom 10. Tag an). Dieser Prozeß wird von auffallenden Formveränderungen der Epithelzellen begleitet. Der Abstand der Capillaren von der Schalenhaut (Luft-Blutschranke der CAM) ist vom 12. Tag an durch die Verdrängung der Chorionepithelzellen unter das sinusoidale Capillarnetz stark verringert. Die intraepithelialen Capillaren bleiben stets durch eine Basalmembran von den Chorionepithelzellen getrennt. Die Kontinuität dieser Basalmembran mit derjenigen der Gefäßäste des Stützgewebes ist an den Eintrittstellen der Capillaren in das Epithel gut sichtbar. Damit müssen die intraepithelialen Sinusoide als Derivate des Stützgewebes bezeichnet werden.

Der Stützgewebeanteil der CAM besteht aus polymorphen Zellen, die in lockerer Verteilung in einer flüssigkeitsreichen Grundsubstanz liegen. In dieser Matrix lassen sich zahlreiche größere und kleinere Blutgefäße, sowie Äste des Lymphgefäßnetzes nachweisen.

Das Allantoisepithel ist aus anfänglich kubischen, später sich überlappenden, flachen Zellen aufgebaut. In den das Lumen auskleidenden Zellen treten im Laufe der Entwicklung immer größer und zahlreicher werdende Tropfen auf, die im Zeitpunkt des Schlüpfens des Hühnchens in das Allantoislumen auszutreten scheinen.

II. Quantitative Bestimmung der Chorionepithel-Veränderungen in der Embryonal- und Fetalperiode

1. Einleitung

Seit der grundlegenden Arbeit von Fülleborn (1895), welcher die Entwicklung der Chorioallantoismembran (CAM) des Hühnchens erstmals beschrieb, haben sich verschiedene Untersucher mit den morphogenetischen und histologischen Aspekten dieses für den Vogelkeim lebenswichtigen Organs beschäftigt (Danchakoff, 1917; Hanan, 1927; Lillie, 1952; Romanoff, 1960). Diese lichtoptischen Befunde wurden in den letzten zwei Jahrzehnten durch eine Reihe elektronenmikroskopischer Untersuchungen ergänzt (Borysko und Bang, 1953; Rangan und Sirsat, 1962; Leeson und Leeson, 1963; Fitze, 1973). Ebenso liegen biochemische Analysen der CAM im Verlaufe ihrer Entwicklung vor (Conklin, 1967).

Quantitativ-morphologische Daten über das Verhalten der CAM während der Hühnchen-Entwicklung sind bis heute nicht veröffentlicht worden. In der nachstehend beschriebenen Arbeit wurde daher der Versuch unternommen, das Wachstum der CAM *quantitativ* zu erfassen. Dafür wurden morphometrische Methoden sowohl im makro- als auch im mikroskopischen Bereiche angewandt (Weibel et al., 1966; Fuchs und Weibel, 1966). Dem Chorion, das für den Gasaustausch des Keimlings eine entscheidende Rolle spielt, wurde in diesen Untersuchungen eine besondere Beachtung geschenkt.

2. Material und Methoden

a) Makroskopische Bestimmung des CAM-Flächenwachstums

Für die Berechnung des Flächenwachstums der CAM während der Hühnchen-Entwicklung wurde die Schale von acht zufällig gewählten, noch unbebrüteten Eiern mittels eines Gradnetzes markiert, das aus acht „Meridianen" im Abstand von 45° und sieben darauf gleichmäßig verteilten „Parallelkreisen" bestand (Abb. 12a). Dieses Gradnetz wurde hierauf nach dem Prinzip der „Sanson-Flamsteedschen Abbildung" auf Datenblätter aus Millimeterpapier übertragen (Abb. 12c). Bei diesem in der Kartographie angewandten, flächentreuen Netzentwurf gelangen ein Meridian und alle Parallelkreise längentreu zur Darstellung (vgl. Heissler, 1966); die Gesamtoberfläche des einzelnen Eies konnte damit planimetrisch erfaßt werden. Die Eier wurden anschließend in liegender Stellung und stets mit dem gleichen Meridian nach oben bei 37° C bebrütet.

Vom 5. Tage an wurden die Umrisse der wachsenden CAM, die zu diesem Zeitpunkt an einer Stelle die Eioberfläche erreicht, mittels Durchleuchtung täglich und zu festgelegten Zeiten auf der Schale eingezeichnet. Nach Übertragung der Flächenwerte anhand des Gradnetzsystems in die entsprechenden Datenblätter wurden die Eier jeweils in der ursprünglichen Lage weiterbebrütet. Auf dem Millimeterpapier wurden die Flächenwerte der CAM wiederum planimetrisch bestimmt.

b) Mikroskopische Bestimmung einzelner Chorionepithelparameter

Die quantitativ-histologischen (morphometrischen) Untersuchungen wurden an demselben Material vorgenommen, das zur Darstellung der Entwicklung der CAM verarbeitet worden war (Fitze, 1973). Die bei der Entnahme, Fixation, Dehydrierung und Einbettung angewandten Verfahren wurden in jener Arbeit ausführlich beschrieben.

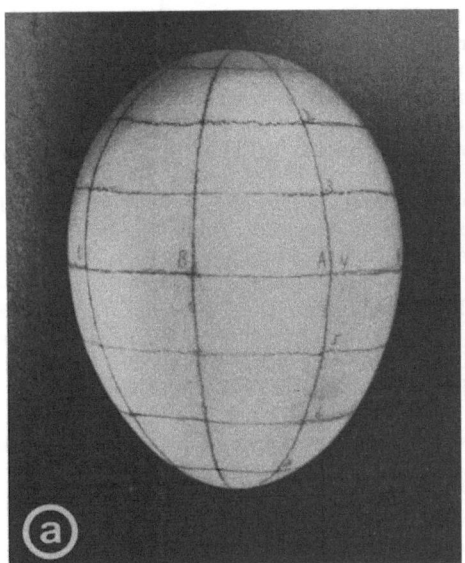 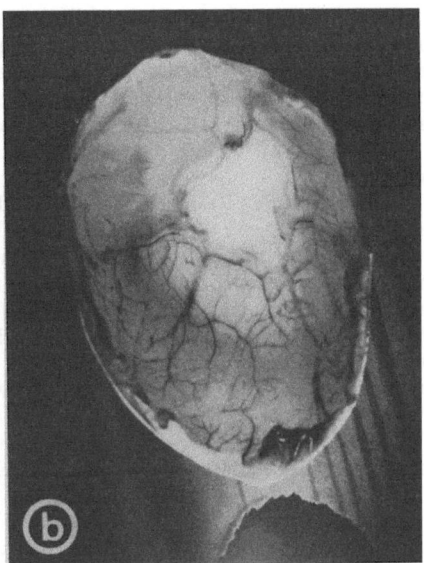

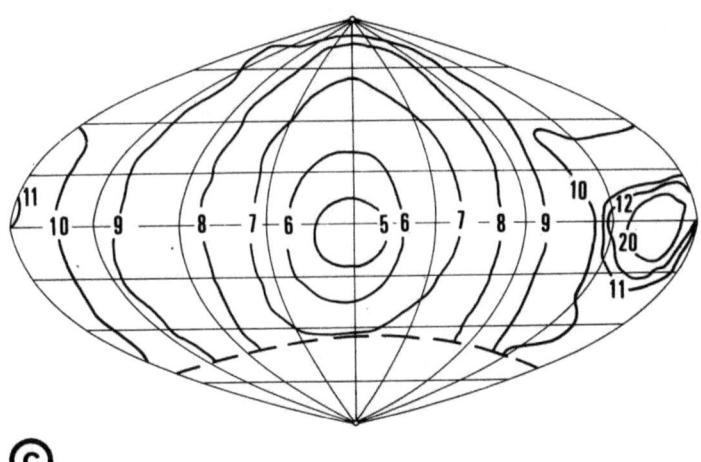

Abb. 12. a Versuchsei mit aufgetragenem Gradnetz aus 8 „Meridianen" (A, B, C etc.) und 7 dazu senkrecht angeordneten „Parallelkreisen" (1—7) zur Bestimmung des Flächenwachstums der Chorioallantoismembran (CAM). b CAM-freies Areal an der inneren Oberfläche eines Versuchseies; 20. Bebrütungstag. Man beachte den Verlauf der größeren CAM-Gefäße. c Gradnetz entsprechend Abb. a, nach dem Prinzip der „Sanson-Flamsteedschen Abbildung" auf Millimeterpapier übertragen. Die ausgezogenen Linien zeigen die jeweilige CAM-Fläche an den angegebenen Entwicklungstagen; die gestrichelte Linie begrenzt den Luftsack. Vgl. Text

Für die Analyse des Chorionanteils der CAM wurden Hühnereier verwendet, die 8, 10, 12, 13, 14, 16, 17 bzw. 19 Tage bei 37° C bebrütet worden waren. Weiteres Gewebe wurde unmittelbar beim Schlüpfen einzelner Hühnchen fixiert. Aus je zwei Eiern der gleichen Altersstufe wurde nach Fixation in situ die CAM sorgfältig entnommen, in kleine Fragmente (ca. 2×2 mm) geschnitten und weiterverarbeitet (= 1. Stichprobe). Nach Flacheinbettung in

Polyesterschalen wurde von fünf zufällig gewählten CAM-Fragmenten je ein Phasen- sowie ein Dünnschnittpräparat hergestellt (= 2. Stichprobe). Von den Dünnschnitten wurden hierauf drei zufällig gewählte Stellen im Elektronenmikroskop photographiert (= 3. Stichprobe). Am Anfang und Ende eines jeden 35 mm-Films wurde jeweils ein Testpräparat mit 21 600 Linien/cm aufgenommen. Die Negativstreifen wurden auf 35 mm-Film kontaktkopiert und die so erhaltenen Positivbilder auf das für die Messungen gewählte Punkt- bzw. Linienraster projiziert.

1. *Messung der Dicke des Chorionepithels.* Die Dicke des Chorionepithels sowie der Abstand der Choriongefäße von der Schalenhaut wurden in einem Testsystem gemessen, das in regelmäßigen Abständen angeordnete Linien enthielt. Die Meßstrecke entlang einer solchen Linie ging von der Grenzmembran der Schalenhaut aus und umfaßte a) die Distanz bis zur Basalmembran des Chorionepithels an der Chorion/Bindegewebegrenze (= Gesamtdicke) und b) die Distanz bis zur nächstgelegenen inneren (d. h. lumenwärts gerichteten) Zellmembran des Sinusendothels (in Annäherung der Dicke der Luftblutschranke entsprechend). Pro Aufnahme wurden jeweils 10 Meßwerte, d. h. pro Entwicklungsstadium (2 Tiere) 300 Einzelwerte bestimmt.

2. *Cytologische Analyse des Chorionepithels.* Folgende Komponenten des Chorionepithels wurden volumetrisch ausgewertet: Epithelzellen, Gefäßlumen, Intercellularräume.

Für diese Messungen wurden dieselben Positivfilme wie für die Dickenmessungen am Chorionepithel verwendet. Die Aufnahmen wurden bei festgelegter Vergrößerung auf ein 1×1 cm-Raster projiziert, wobei die Linienkreuze als Bezugspunkte für die Auszählung der Zellen sowie ihrer Komponenten dienten (Weibel et al., 1966). Die Komponentenwerte wurden in Prozenten der gesamthaft pro Bild ausgezählten Punkte (welche in Abhängigkeit der jeweiligen Chorionepithelausschnittes dar und entsprechen, nach morphometrischen Prinzipien, den relativen prozentualen Volumenanteilen der jeweiligen Komponente im Gesamtvolumen. Von den verschiedenen Entwicklungsstadien wurden diejenigen im Alter von 8, 10, 13, 16 und 19 Tagen sowie solche im Zeitpunkt des Schlüpfens (20./21. Tag) in die Auswertung einbezogen. Zwischenwerte wurden anhand der Kurven interpoliert.

3. *Korrelation morphometrischer Einzeldaten.* Zur Ermittlung des jeweiligen Chorionepithelvolumens wurden die auf Absolutwerte umgerechneten Daten der makroskopisch erfaßten CAM-Oberfläche mit den ebenfalls auf Absolutwerte umgerechneten Daten der Chorionepitheldicke multipliziert. Die einzelnen Komponenten des Chorionepithels wurden in Absolutwerte umgerechnet oder in Prozenten des Gesamtvolumens angegeben.

3. Resultate

a) Bestimmung der Ei-Oberfläche

Die an acht ausgewerteten Eiern erhobenen Daten sind in Tabelle 1 zusammengefaßt. Der Mittelwert der Oberfläche betrug $64{,}8 \pm 2{,}1$ cm².

b) Bestimmung des Flächenwachstums der CAM

Tabelle 2 und Abb. 13 fassen die Mittelwerte der CAM-Fläche in den verschiedenen Entwicklungsstadien zusammen. Am 5. Bebrütungstag konnte bei

Tabelle 1. Oberfläche (auf der Eischale gemessen) von 8 zufällig gewählten Versuchseiern

	Ei-Nr.								Mittel $\pm$ S.D.[a]
	1	2	3	4	5	6	7	8	
Oberfläche in cm²	60,4	65,7	67,7	65,4	63,6	64,8	65,1	66,1	64,8 $\pm$ 2,1

[a] S.D. = Standardabweichung.

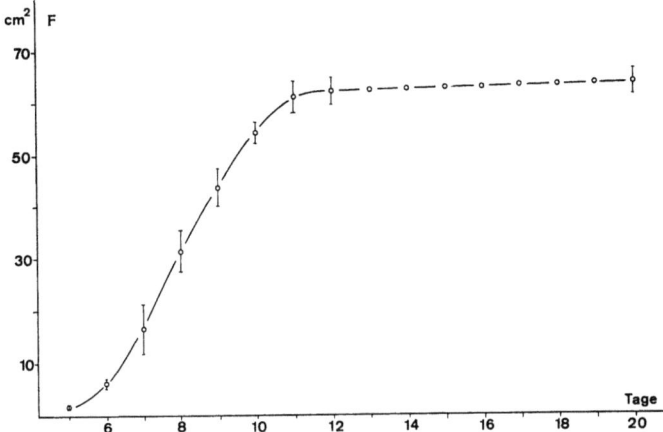

Abb. 13. Fläche der CAM in cm² (gemessen auf der Eioberfläche) im Verlaufe der Hühnchenentwicklung. Mittelwerte und Standardabweichung

Durchleuchtung der Eier die CAM erstmals an der Eioberfläche (Stelle des ersten Kontaktes) beobachtet werden. Zu diesem Zeitpunkt variierte ihre Fläche zwischen 1,0 und 2,2 cm², wobei der Mittelwert $1,5 \pm 0,4$ cm² betrug. Dies entspricht ca. 2% der Gesamtoberfläche des Eies (Abb. 12c). Zwischen dem 6. und 11. Entwicklungstag wurde eine praktisch lineare Zunahme der CAM-Oberfläche beobachtet. Die am 11. Tag auf der Eischale gemessene, mittlere CAM-Fläche von $60,8 \pm 3,0$ cm² entspricht dabei 94% der Gesamtoberfläche des Eies. Zwischen dem 12. ($61,9 \pm 2,8$ cm²) und dem 20./21. Tag ($63,5 \pm 2,5$ cm²) betrug der flächenmäßige Zuwachs nur noch 2,5% der Gesamtoberfläche des Eies (Abb. 12c, 13). Die tägliche Zunahme konnte daher aus technischen Gründen auf der Eischale nicht mehr eingetragen werden. Bei keinem der untersuchten Eier kleidete die CAM am 20./21. Tag die gesamte innere Eioberfläche aus. Das verbleibende, CAM-freie Areal betrug im Mittel 1,3 cm², d.h. ca. 2% der Gesamtoberfläche des Eies (Abb. 12b).

Tabelle 2. CAM-Fläche, auf der Eischale gemessen (Durchleuchtung)

	Alter (Tage)								
	5	6	7	8	9	10	11	12	20
CAM-Oberfläche (cm²)[a]	1,5	6,1	16,5	31,2	43,8	54,4	60,8	61,9	63,5
S.D.	0,4	1,1	4,9	3,9	3,7	2,1	3,0	2,8	2,5

[a] Mittelwerte aus 8 Messungen, S.D. = Standardabweichung.

c) Morphologie des Chorionepithels

Die Ultrastruktur des Chorionepithels wurde in einer Reihe von Arbeiten (Borysko und Bang, 1953; Rangan und Sirsat, 1962; Leeson und Leeson, 1963; Fitze, 1973) ausführlich beschrieben. Es sollen hier daher nur die für das Verständnis der morphometrischen Daten wichtigen strukturellen Besonderheiten

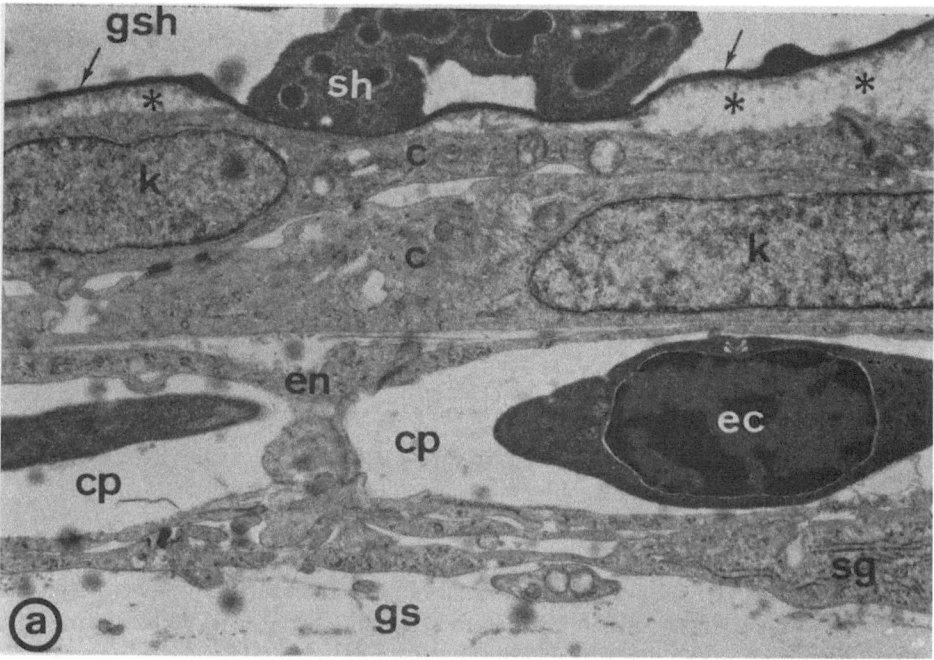

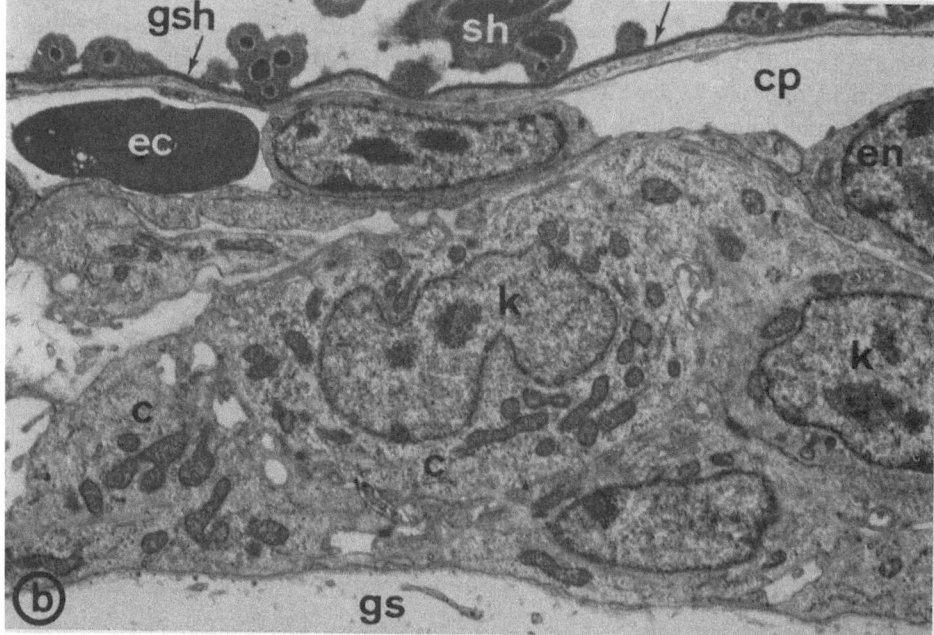

Abb. 14. a Chorionepithel und benachbarte Gewebe am 8. Bebrütungstag. Das Capillarnetz liegt noch vollständig subepithelial an der Grenze zwischen Chorionanteil der CAM und Stützgewebe. Zwischen Grenzschicht der Schalenhaut (*gsh*, Pfeile) und außengelegener Chorionzellschicht (*c*) breitet sich an vielen Stellen noch eine lockere, acelluläre Masse aus (∗). 8300×. b Chorionepithel und benachbarte Gewebe am 13. Bebrütungstag. Das Capillarnetz

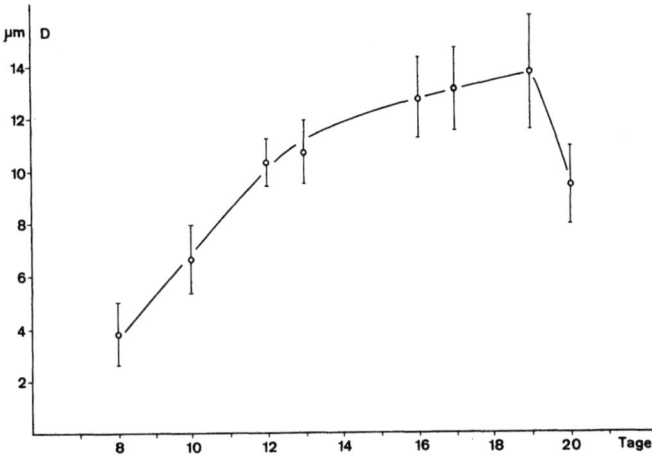

Abb. 15. Dickenwachstum des Chorionepithels im Verlaufe der Entwicklung (Mittelwerte und Standardabweichung). Die Zunahme zwischen dem 8. und 12. Bebrütungstag ist vor allem durch das Eindringen der Capillaren in das Epithel bedingt; die weitere, geringfügige Verdickung bis zum 19. Tag widerspiegelt zur Hauptsache Formveränderungen der Chorionzellen

nochmals kurz zusammengefaßt werden. Nach Fusion der Chorion- und Allantoisanteile des Stützgewebes (5. Bebrütungstag) bildet das Chorionepithel einen ein- bis vierschichtigen Verband, unter welchem sich das voll in Entwicklung begriffene Capillarnetz des Stützgewebes in einigem Abstand ausbreitet. Am 8.—9. Tag befinden sich die Capillaren unmittelbar unter der Basalmembran des Chorionepithels (Abb. 14a). Im Verlaufe der nächsten 2—3 Tage werden sie zwischen die Chorionzellen aufgenommen, so daß sich vom 12. Tage an eine ein- bis dreischichtige Lage von Epithelzellen unter dem nun vollständig intraepithelialen Sinus nachweisen läßt (Abb. 14b). Die in das Epithel aufgenommenen Gefäße bleiben stets durch eine Basalmembran von den Chorionzellen getrennt.

d) Messung der Chorionepitheldicke

Die mittlere Dicke des Chorion (gemessen von der Schalenhautgrenzschicht bis zur subepithelialen Basalmembran) betrug am 8. Bebrütungstag $3{,}8 \pm 1{,}2\ \mu$ (Tabelle 3 und Abb. 15). Eine deutliche Zunahme auf $6{,}6 \pm 1{,}3\ \mu$ wurde am 10. Entwicklungstag registriert. Die in dieser Entwicklungsphase an vielen Stellen sichtbare, zwischen oberster Epithelzellschicht und Grenzschicht der Schalenhaut sich ausbreitende, acelluläre Masse wurde in die Dickenmessungen miteinbezogen. Diese Masse verschwindet vom 11.—12. Tage an vollständig. Eine weitere, deut-

hat sich durch das Epithel in die Nähe der Schalenhautgrenzschicht (*gsh*) verlagert, von welcher das Capillarendothel nur noch durch dünnste Fortsätze der Chorionepithelzellen getrennt wird. Man beachte die Formänderung der Epithelzellen. $7000\times$. *sh* Schalenhaut, *gsh* Grenzschicht der Schalenhaut, *c* Chorionepithelzellen, *K* Kerne, *en* Endothel, *cp* Capillarlumen, *ec* Erythrocyten, *sg* Stützgewebezellen (Fibroblasten), *gs* Grundsubstanzraum des Stützgewebes

liche Verdickung des Chorion auf $10,3 \pm 0,9$ μ wurde am 12. Tage gemessen. Bis zum 19. Tage wurde eine nochmalige Dickenzunahme auf $13,7 \pm 2,2$ μ beobachtet. Eine deutliche Reduktion dieses Meßwertes auf $9,4 \pm 1,5$ μ ließ sich am Schlüpftermin feststellen (20./21. Tag). Dies entspricht einer Abnahme der Dicke des Chorionepithels um ca. 32% innert 12—24 Std.

Tabelle 3. *Dicke des Chorionepithels im Verlaufe der Entwicklung.*
S.D. = Standardabweichung

	Alter (Tage)							
	8	10	12	13	16	17	19	20
Dicke (μ) Chorion	3,8	6,6	10,3	10,7	12,7	13,1	13,7	9,4
S.D.	1,2	1,3	0,9	1,2	1,6	1,6	2,2	1,5

e) Schätzung des Chorionepithelvolumens

Das Gesamtvolumen des Chorionepithels im Verlaufe seiner Entwicklung wurde aus den Daten der Flächen- und Dickenmessungen (Tabellen 2 und 3) berechnet. Das Volumen stieg von ca. 12 mm³ am 8. Bebrütungstag auf ca. 87 mm³ am 19. Tage an. Am Ende der Fetalentwicklung (20./21. Tag) ließ sich ein deutlicher Abfall auf ca. 60 mm³ feststellen (Tabelle 4 und Abb. 16).

Tabelle 4. *Chorionvolumen im Verlaufe der Embryonal- und Fetalperiode*

	Alter (Tage)							
	8	10	12	13	16	17	19	20
Gesamtvolumen Chorion (mm³)	11,9	36,2	63,7	66,4	79,6	82,4	86,7	59,7

f) Messung der „Luft-Blutschranke"

Der Abstand der Sinuscapillaren von der Schalenhaut — ein Wert, der in grober Annäherung der Dicke der Luft-Blutschranke gleichgesetzt werden kann — wurde von der Schalenhautgrenzschicht bis zur oberen Abgrenzung des Sinuslumens gemessen, umfaßte also die zunächst über dem Sinus gelegenen Chorionzellen (in späteren Entwicklungsphasen die über den Capillaren sich befindenden Zellabschnitte der Epithelzellen) sowie das schalenwärts gelegene Endothel. Die Dicke der Luft-Blutschranke lag am 8. Tag bei $4,3 \pm 1,4$ μ (Tabelle 5 und Abb. 17).

Tabelle 5. *Dicke der Luft-Blutschranke (μ) im Verlaufe der Entwicklung.*
S.D. = Standardabweichung

	Alter (Tage)							
	8	10	12	13	14	16	17	19	20
Dicke Luft-Blutschranke (μ)	4,3	3,3	0,8	1,2	0,5	0,7	0,6	0,5	0,6
S.D.	1,4	1,4	0,5	0,9	0,2	0,5	0,1	0,3	0,2

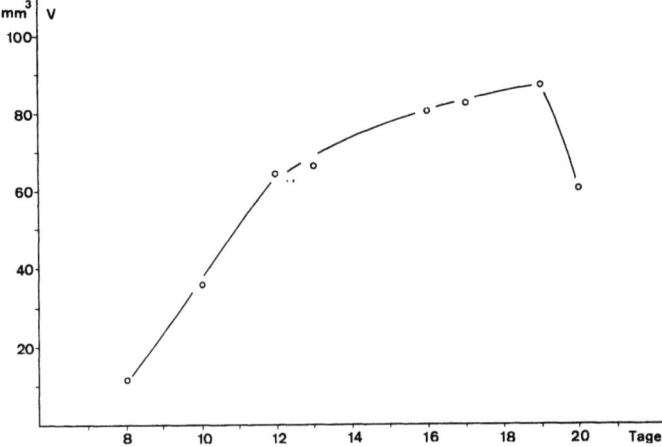

Abb. 16. Volumetrische Veränderungen des Chorionepithels im Verlaufe der Entwicklung, berechnet aus den Daten der Abb. 13 und 15. Der am Ende der Bebrütungszeit zu beobachtende Volumenabfall ist durch den funktionellen Zusammenbruch des Organs bedingt (v. a. Zellschrumpfung)

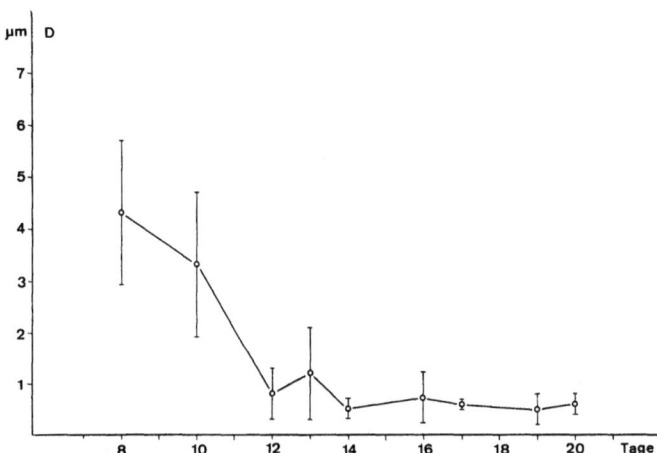

Abb. 17. Dicke der „Luft-Blutschranke" der CAM im Verlaufe der Entwicklung (Mittelwerte und Standardabweichung). Die zwischen dem 8. und 12. Bebrütungstag zu beobachtende, ausgeprägte Reduktion des Abstandes zwischen Grenzschicht der Schalenhaut und Capillarvolumen ist auf das Eindringen der Gefäße in das Epithel bedingt

Eine geringfügige Reduktion auf $3,3 \pm 1,4$ μ wurde am 10. Bebrütungstag gemessen. Eine signifikant verminderte Schrankendicke ließ sich jedoch am 12. Entwicklungstag beobachten. Zu diesem Zeitpunkt betrug der mittlere Abstand des Sinus von der Schalenhaut nur noch $0,8 \pm 0,5$ μ. Dieser Wert veränderte sich bis zum Ende der Fetalentwicklung kaum mehr (mittlere Schrankendicke am 20./21. Tag: $0,6 \pm 0,2$ μ). Die dabei im einzelnen Präparat beobachtete große Variabilität der Schrankendicke äußert sich auch in relativ großen Standardabweichungen.

g) Volumetrische Analyse des Chorionanteils der CAM

Die Resultate der volumetrischen Bestimmung der drei wichtigsten Chorionepithel-Kompartimente (Zellmasse, Sinuslumen und extracellulärer Raum) sind in Tabelle 6 und Abb. 18 zusammengefaßt. Der celluläre Anteil des Chorionepithels machte im Mittel 73,3% des Gesamtvolumens aus. Dieser Wert blieb über die ganze Entwicklungsdauer praktisch konstant; eine geringfügige Verminderung war erst am 20./21. Bebrütungstag zu beobachten. Das Sinusvolumen betrug im Mittel 21,3% des Chorionepithelvolumens. Auch dieser Wert zeichnete sich durch Konstanz über die ganze Entwicklungsperiode des Hühnchenkeimlings aus. Etwas größeren Schwankungen war der Volumenanteil des Extracellulärraumes innerhalb des Chorionepithels unterworfen. Die entsprechenden Mittelwerte schwankten zwischen 2,2% am 8., 7,2% am 13. sowie 3,8% am 16. Bebrütungstag. Gegen das Ende der Entwicklung nahm der Volumenanteil des interstitiellen Raumes wiederum auf ca. 7,2% (20./21. Tag) des Gesamtvolumens zu.

Tabelle 6. *Relativer Volumenanteil in % von Zellen, Sinuslumen und extracellulärem Raum im Chorionepithel während der Entwicklung. S.D. = Standardabweichung*

Entwicklungstag	Relativer Volumenanteil Zellmasse (%) (Mittel ± S.D.)	Relativer Volumenanteil Sinus (%) (Mittel ± S.D.)	Relativer Volumenanteil Extracellulärraum (%) (Mittel ± S.D.)
8	71,6 ± 15,8	25,9 ± 15,5	2,2 ± 1,8
10	74,7 ± 14,5	20,6 ± 15,1	4,7 ± 3,0
13	75,7 ± 10,4	17,0 ± 10,2	7,2 ± 3,7
16	76,4 ± 10,6	19,9 ± 10,3	3,8 ± 1,9
19	74,7 ± 11,3	19,9 ± 10,8	5,4 ± 3,2
29	67,0 ± 10,9	25,8 ± 11,4	7,2 ± 3,9

Die Volumenanteile der Chorionzellorganellen im Chorionepithel ließen während der Embryonal- und Fetalentwicklung keine signifikanten Veränderungen erkennen. So blieben das Kernvolumen der Chorionzellen, das Volumen des endoplasmatischen Reticulums (einschließlich Golgi-Komplex) sowie das Volumen der Mitochondrien vom 8.—20./21. Tag praktisch konstant.

4. Diskussion

Die vorliegenden Untersuchungen haben gezeigt, daß das Wachstum der Chorioallantoismembran (CAM) des Hühnchens im Verlaufe der Embryonal- und Fetalentwicklung bei Verwendung morphometrischer Verfahren quantitativ erfaßt werden kann. Unter standardisierten Bebrütungsbedingungen (37° C, ca. 60% relative Luftfeuchtigkeit, Luftzirkulation) läßt sich die dunkelrot erscheinende CAM bei Durchleuchtung des Eies am 5. Bebrütungstag erstmals mit genügender Genauigkeit von der Umgebung abgrenzen. In dieser Entwicklungsphase, in welcher Chorion und Allantois an einer Stelle zu fusionieren beginnen, mißt die CAM ca. 1,5 cm². Sie nimmt dabei ca. 2% der mittleren Gesamtoberfläche des Eies ein. Vom 6.—11. Bebrütungstag vergrößert sich die CAM praktisch linear auf ca. 61 cm² und erreicht damit ungefähr 94% der Gesamteioberfläche (Tabelle 1 und Abb. 13). Romanoff (1952, 1960) betrachtet das Wachstum der CAM am 12. Bebrütungstage, an welchem es zu einem vollständigen Schluß des Eiweißsackes kommt, als abgeschlossen. Diese Auffassung vertritt auch Byerly (1932) auf Grund von Gewichtsmessungen an der Allantois, bei welchen nach dem 12. Entwicklungstag keine Veränderungen mehr beobachtet werden konnten. Ein ähnliches Verhalten zeigt die Allantois auch hinsichtlich ihrer Respirationsrate, die bis zum 13. Entwicklungstag kontinuierlich zunimmt, um sich dann auf einem tieferen Niveau einzupendeln (Needham, 1932). Ausbreitung der Chorioallantois und Organogenese im Embryo gehen demzufolge zeitlich parallel. Der Hühnchenfet tritt erst dann in eine Phase gesteigerten Wachstums ein, wenn die CAM die innere Eifläche (mit Ausnahme der Luftkammer) weitgehend umschließt (12./13. Tag). Die quantitativen Analysen des Verhaltens dieses Organs zeigen jedoch, daß eine geringfügige Flächenzunahme auch nach dem 11. Tag erfolgt. Diese macht allerdings zwischen dem 12. und 20./21. Tag nur noch ca. 2,5% der Gesamtoberfläche des Eies aus und dürfte demzufolge funktionell von untergeordneter Bedeutung sein.

Bei keinem der von uns quantitativ untersuchten Feten wurde am Schlüpftermin eine vollständige Auskleidung der Eioberfläche durch die CAM beobachtet (vgl. Abb. 12b). Das verbleibende CAM-freie Areal maß im Mittel 1,3 cm² (= 2% der Gesamtoberfläche). Dieses Verhalten ist offensichtlich durch die besonderen Bebrütungsbedingungen bedingt. Die für die quantitative Analyse bestimmten Eier wurden stets in gleicher Lage inkubiert, da nur so das tägliche Wachstum der CAM in das auf die Eischale eingezeichnete Gradnetz eingetragen werden konnte. Bei parallel dazu bebrüteten Eiern, die wie üblich während der ganzen Entwicklungsdauer täglich mindestens einmal rotiert worden waren, kleidete die CAM am 20./21. Tag in der Regel die innere Eioberfläche vollständig aus. Eine leichte Verzögerung des CAM-Wachstums bei Fehlen einer regelmäßigen Lageänderung des Keimes während der Bebrütung wurde auch von Romanoff (1952) beobachtet. Die „physiologische" Bebrütung des Eies scheint auf Grund dieser Beobachtungen u. a. auch das flächenmäßige Wachstum der CAM zu stimulieren.

Die Morphologie des Chorionepithels ist im Verlaufe der Hühnchenentwicklung ausgeprägten Veränderungen unterworfen (Skalinsky und Kondalenko, 1962; Leeson und Leeson, 1963; Fitze, 1973). Diese gehen mit dem Eindringen der Capillaren in das Epithel einher und können als funktionelle Anpassung bezeichnet werden. Eine der Hauptaufgaben, welche den Chorionepithelzellen zukommt, dürfte die Stützung des ausgedehnten sinusoidalen Netzes sein, das sich zwischen ihnen ausbreitet. Die flache bis kubische Form des meist zweischichtigen Chorionepithels in frühen Entwicklungsphasen äußert sich auch in einer relativ geringen mittleren Dicke von ca. 3,8 μ am 8. Bebrütungstag (Tabelle 3, Abb. 15). Zu diesem Zeitpunkt breitet sich das in voller Entwicklung begriffene allantoidale Capillarnetz unmittelbar unter dem Chorionepithel aus (Abb. 14a). Am 10. Bebrütungstag, an welchem zahlreiche Capillaren sich in einer Übergangsphase zwischen sub- und intraepithelialer Lage befinden (Fitze, 1973), steigt die mittlere Dicke des Chorionepithels auf ca. 6,6 μ an. Die Form der einzelnen Chorionzellen ist in diesem Zeitpunkt derjenigen früherer Entwicklungsphasen noch sehr ähnlich. Die praktisch einer Verdoppelung nahekommende Verdickung des Epithels (Tabelle 3)

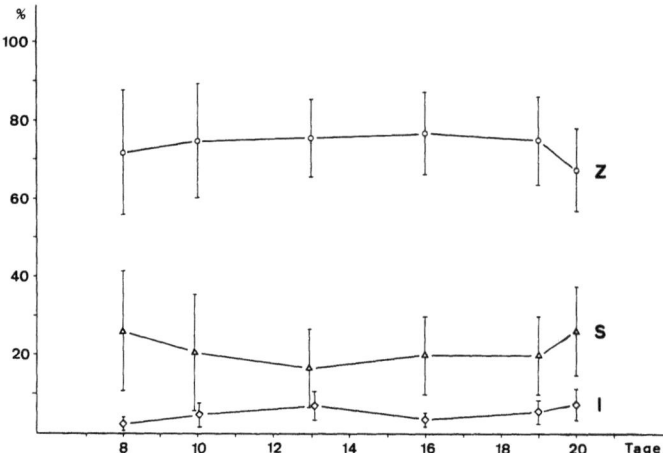

Abb. 18. Relative Volumenanteile der Zellen (Z), des Sinuslumens (S) sowie der Intercellularspalten (I) des Chorionepithels während der Entwicklung (Mittelwerte und Standardabweichung)

kann demzufolge der teilweise bereits intraepithelialen Lage des Gefäßnetzes zugeschrieben werden. Die um den 11./12. Bebrütungstag abgeschlossene Verlagerung der Capillaren in das Epithel hinein geht mit einer z.T. ausgeprägten Formänderung der Chorionzellen einher (Abb. 14b). Sie führt schließlich zu einer Ausbreitung des Gefäßnetzes unmittelbar unter der Schalenhaut, wobei nur noch sehr dünne Chorionzellfortsätze das Capillarendothel von der amorphen Schalenhautgrenzschicht trennen. Ein Teil der Epithelzellen nimmt dabei Tropfenform an, wobei die einzelnen Segmente des sinusoidalen Netzes zwischen lange, dünne Fortsätze der Epithelzellen eingefaßt werden. Diese Vorgänge führen zu einer weiteren Verdickung des Chorionepithels bis zum 19. Entwicklungstag (Tabelle 3, Abb. 15), obwohl sich der relative Volumenanteil des Capillarbettes innerhalb des Epithels praktisch nicht verändert (Tabelle 6, Abb. 18). Der Zusammenbruch des Organs am Schlüpftermin, welcher mit Kernpyknosen und Cytolyse der Chorionepithel- und Endothelzellen einhergeht (Leeson und Leeson, 1963; Skalinsky und Kondalenko, 1962), führt am 20./21. Entwicklungstag zu einer abrupten Reduktion der Chorionepitheldicke auf ca. $^2/_3$ des ursprünglichen Wertes (Tabelle 3, Abb. 15).

In seinen Untersuchungen über den Metabolismus des Hühnchenkeimlings errechnete Needham (1932) für den Embryo ohne Hüllen am 8. Bebrütungstag einen Sauerstoffverbrauch von 1357 mm³/Std. Die O_2-Aufnahme stieg bis zum 10. Tag praktisch linear auf 2719 mm³/Std an. Eine weitere, wesentliche Steigerung des O_2-Verbrauches wurde vom 11. Bebrütungstage an gemessen (4050 mm³ O_2/Std), wobei dieser Wert am Ende der Entwicklung (19. Tag) 20900 mm³/Std betrug. Die ultrastrukturellen Veränderungen im Chorionepithel, die zwischen dem 10. und 12. Bebrütungstag wirksam werden, gehen dieser Steigerung des O_2-Verbrauches parallel. Beide widerspiegeln das rascher werdende Wachstum des Feten, dessen Gewichtskurve (Byerly, 1932) erwartungsgemäß einen Verlauf zeigt, welcher mit demjenigen des Sauerstoffverbrauches praktisch identisch ist. Durch die Aufnahme des Capillarnetzes in das Chorionepithel und seine Verlagerung unter die

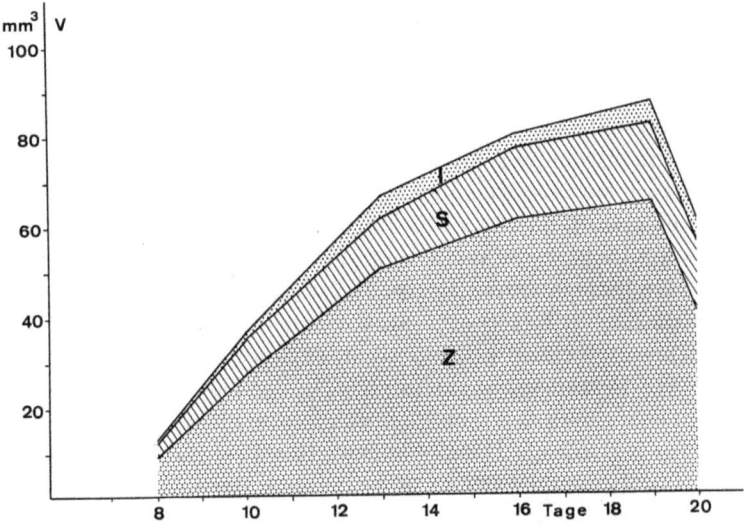

Abb. 19. Gesamtvolumen der Epithelzellen (Z), des Sinuslumens (S) sowie der Intercellularspalten (I) des Chorionepithels im Verlaufe der Entwicklung unter Berücksichtigung der Daten aus Abb. 16

Tabelle 7. Zellvolumen, Volumen des Capillarbettes und Volumen des extracellulären Raumes im Chorionepithel während der Entwicklung des Hühnchens

Entwicklungstag	Gesamtvolumen Chorionepithel (mm³)	Zellvolumen Chorion (mm³)	Sinusvolumen (mm³)	Volumen Extracellulärraum (mm³)
8	11,9	8,5	3,1	0,3
10	32,6	27,0	7,5	1,7
13	66,4	50,3	11,3	4,8
16	79,6	60,8	15,8	3,0
19	86,7	64,8	17,2	4,7
20	59,7	40,0	15,4	4,3

Schalenhaut (Abb. 14b) wird der mittlere Abstand des Sinuslumens von der Eischale am 12. Entwicklungstag auf ca. $^{1}/_{6}$ des Wertes am 8. Bebrütungstag reduziert (Abb. 17). Das am 8. Bebrütungstag ca. 3,1 mm³ messende Capillarvolumen wird in der gleichen Zeitspanne durch flächenmäßiges Wachstum der CAM praktisch verdreifacht (Tabelle 7, Abb. 19).

Im Gange befindliche Messungen des Gesamtblutvolumens des Hühnchenkeimlings im Verlaufe der Entwicklung mittels albumingebundenem J^{131} (Kind, unveröffentlicht) haben für den 13. Bebrütungstag Werte von ca. 1 600 μl ergeben. Mit 11,3 mm³ nimmt das intraepitheliale sinusoidale Netzwerk an diesem Entwicklungstag demzufolge ca 0,7% des Gesamtblutvolumens des Keimlings und seiner Anhangorgane auf. Die weitere Vergrößerung des Capillarbettes des Chorions auf 17,2 mm³ am 19. Tag geht sowohl der Gewichtszunahme des Keimlings als auch dessen O_2-Verbrauch parallel, während der rapide Abfall im Zeitpunkt des Schlüpfens durch den Kollaps der CAM bedingt ist.

Der relative Volumenanteil der Chorionzellen im Gesamtvolumen des Chorionepithels ist während der ganzen Entwicklungszeit keinen signifikanten Schwankungen unterworfen (Abb. 18). Absolut betrachtet, steigt das Zellvolumen von 8,5 mm^3 am 8. Bebrütungstag auf 64,8 mm^3 am 19. Tag an (Tabelle 7, Abb. 19). Diese Zunahme ist fast ausschließlich durch die flächenmäßige Ausdehnung der CAM an der inneren Eioberfläche bedingt, da das Chorion nach dem 12. Bebrütungstag seine Dicke kaum mehr verändert. Größeren Schwankungen ist hingegen der intraepitheliale extracelluläre Raum unterworfen, der von Schnitt zu Schnitt beträchtliche volumetrische Unterschiede aufweist. Diese äußern sich rechnerisch dementsprechend in einer recht großen Streuung der Mittelwerte in den einzelnen Entwicklungsphasen (Abb. 18). In den frühen Stadien (8.—10. Tag) sind zwischen den Chorionepithelzellen zahlreiche kleinere Intercellularspalten nachweisbar. Im Verlaufe der Entwicklung werden diese Räume häufig von Mikrovilli der Chorionzellen durchwachsen. Erst am Ende der Bebrütungszeit steigt das Volumen des Extracellularraumes gesamthaft leicht an. Diese Vergrößerung ist offensichtlich durch die Schrumpfung des Chorionepithels beim funktionellen Zusammenbruch der CAM bedingt (Abb. 19).

Die morphologischen Veränderungen der als Respirationsorgan funktionierenden CAM in der Embryonal- und Fetalperiode des Hühnchens weisen darauf hin, daß diese durch den wachsenden Keimling bis an die Grenze ihrer Leistungsfähigkeit beansprucht wird. Ein Ausfall kleinerer CAM-Areale führt zu einer Störung der normalen Entwicklung, während größere Schäden mit dem Überleben des Keimes nicht vereinbar sind. Da der Ausdehnung der CAM im Ei natürliche Grenzen gesetzt sind, wird der möglichst ungehinderte Gasaustausch in der Phase des stärksten Wachstums des Hühnchens durch eine massive Reduktion der „Luft-Blutschranke" gesichert, indem das allantoidale Capillarnetz zunächst in das Chorionepithel aufgenommen und schließlich unmittelbar unter die Schalenhaut verlagert wird. Damit trennt eine nur noch sehr dünne celluläre Schicht, bestehend aus Endothel und Fortsätzen der Chorionzellen, das Sinuslumen von der Schalenhaut. Die als Stützgerüst für das intraepitheliale Capillarnetz wirkenden Chorionzellen werden dabei in die Tiefe, d.h. in Richtung Stützgewebe verlagert (Fitze, 1973). Von den beiden zusätzlichen Barrieren (Schalenhaut und Kalkschale) abgesehen, nimmt das Chorionepithel der CAM nach dem 12. Bebrütungstag damit eine Form an, die derjenigen der Säugerlunge nach der Geburt in vielem entspricht. Funktionell müßten die dünnen, stark ausgezogenen Chorionzellfortsätze dabei den Epithelzellen vom Typ I in der Säugerlunge gleichgesetzt werden, die zwischen Alveolarraum und Capillarendothel eingeschaltet sind.

Quantitative Studies on the Chronic Epithelial Changes during the Embryonic and Fetal Period
Summary

Stereologic methods at both the macro- and microscopical level were used in order to study growth and differentiation of the chicken chorioallantoic membrane

(CAM) during the embryonic and fetal period. The CAM became visible through the egg shell after 5 days of incubation. Its surface increased from 1.5 cm^2 at day 8 to 60.5 cm^2 at day 11. At this stage, the CAM covered approximately 98% of the inner egg shell surface. The mean thickness of the chorionic epithelium increased from 3.8 μ at day 8 to 10.3 μ at day 12 and further to 13.7 μ at day 19 of incubation. On the other hand, the mean distance between the inner endothelial surface of the intra-chorionic capillaries and the shell membrane decreased from 4.3 μ at day 8 to 0.8 μ at day 12. This thinning of the "air-blood-barrier" was found to be due to the penetration of the capillaries into the chorionic epithelium, resulting in a displacement of large portions of the chorionic cells. The total volume of the chorionic epithelium increased from 11.9 mm^3 at day 8 to 86.7 mm^3 at day 19.

Zusammenfassung

Wachstum und Differenzierung der Chorioallantoismembran (CAM) des Hühnchens im Verlaufe der Embryonal- und Fetalentwicklung wurden mittels quantitativer Methoden untersucht.

Die bei Durchleuchtung des Eies am 5. Entwicklungstag sichtbar werdende CAM wächst von 1,5 cm^2 am 8. Tag auf 60,6 cm^2 am 11. Tag praktisch vollständig aus. Die Dicke des Chorionepithels nahm vom 8.—12. Tag stark (von 3,8 auf 10,3 μ), vom 12.—19. nur noch geringfügig (auf 13,7 μ) zu. Der Abstand der Sinuscapillaren von der Schalenhaut (= „Luft-Blutschranke") betrug am 8. Tag 4,3 μ. Mit dem Eindringen der Capillaren in das Chorionepithel reduzierte sich die Dicke der Luft-Blutbarriere auf 0,8 μ und blieb vom 12.—20./21. Tag praktisch konstant. Die Analyse des Chorionepithels ergab für die Komponenten Zellen, Sinus und Extracellulärraum hinsichtlich ihrer relativen Volumenanteile während der Entwicklung keine nennenswerten Veränderungen. Das Gesamtvolumen des Chorionepithels stieg von 11,9 mm^3 am 8. Tag auf 86,7 mm^3 am 19. Tag an.

Literatur

Bang, F. B.: Cellular changes in the chick chorio-allantoic membrane infected with herpes simplex and vaccinia. Bull. Johns Hopk. Hosp. **87**, 511—547 (1950).
Bang, F. B.: Cellular pathology of virus infections as seen with the electron microscope. Ann. N.Y. Acad. Sci. **54**, 892—901 (1952).
Bang, F. B.: The development of New Castle disease virus in cells of the chorio-allantoic membrane as studied by thin section. Bull. Johns Hopk. Hosp. **92**, 309—329 (1953).
Baur, R.: Zur Schätzung des kleinsten zulässigen Stichprobenumfanges für stereologische Messungen an histologischen Schnitten. Experientia (Basel) **25**, 5, 554—555 (1969).
Bellairs, R., Boyde, A.: Scanning electron microscopy of the shell membranes of the hen's egg. Z. Zellforsch. **96**, 237—249 (1969).
Borysko, E., Bang, F. B.: The fine structure of the chorio-allantoic membrane of the normal chick embryo. Bull. Johns Hopk. Hosp. **92**, 257—289 (1953).
Boyden, E. A.: Concerning the regular occurrence of glairy cysts in the amnio-allantoic wall of the chick embryos. Anat. Rec. **43**, 165—168 (1929).
Burnet, F. M.: The use of the developing egg in virus research. Med. Res. Council (Brit.) Spec. Rep. Ser. **220** (1936).
Burnet, F. M., Ferry, J. D.: The differentiation of the viruses of fowl-plague and New Castle Disease: experiments using the technique of chorio-allantoic membrane inoculation of the developing egg. Brit. J. exp. Path. **15**, 56—64 (1934).

Byerly, T. C.: Growth of the chick embryo in relation to its food supply. J. exp. Biol. **9**, 15—44 (1932).

Conklin, J. L.: A histochemical study of epithelial mucin in the chick chorio-allantois. Amer. J. Anat. **121**, 741—748 (1967).

Danchakoff, V.: The position of the respiratory vascular net in the allantois of the chick. Amer. J. Anat. **21**, 407—419 (1917).

D'Annoy, R., Evians, F. L.: Histology of the normal chorio-allantoic membrane of the developing chick embryo. J. Path. Bact. **44**, 369—377 (1937).

Dunkel, V. C., Groupé, V.: Effects of Rous sarcoma virus on chicken embryo limb buds grafted onto the chorio-allantoic membrane. J. nat. Cancer Inst. **34**, 201—212 (1965).

Ebert, J. D.: The formation of muscle and muscle-like elements in the chorio-allantoic membrane following inoculation of a mixture of cardiac microsomes and Rous sarcoma virus. J. exp. Zool. **142**, 587—621 (1959).

Fitze, V.: Zur Entwicklung der Chorioallantoismembran des Hühnchens. Inaug.-Diss. (Teil I) Zürich. Ergeb. Anatomie **47**, 1, 7—34 (1973).

Frasca, J. M., Parks, V. R.: A routine technique for double-staining ultrathin sections using uranyl and lead salts. J. Cell Biol. **25**, 157—160 (1965).

Fuchs, A., Weibel, E. R.: Morphometrische Untersuchungen der Verteilung einer spezifischen cytoplasmatischen Organelle in Endothelzellen der Ratte. Z. Zellforsch. **73**, 1—9 (1966).

Fülleborn, F.: Beiträge zur Entwicklung der Allantois der Vögel. Inaug.-Diss. Berlin, 1895.

Galey, F. R., Nilsson, S. E.: A new method for transferring sections from the liquid surface of the trough through staining solutions to the supporting film of a grid. J. Ultrastruct. Res. **14**, 405—410 (1966).

Gaylord, W. H., Melnick, J. C., Bunting, H.: Intracellular development of vaccinia virus. Proc. Soc. exp. Biol. (N.Y.) **80**, 24—27 (1952).

Goodpasture, E. W., Woodruff, A. M., Buddingh, G. J.: The cultivation of vaccine and other viruses in the chorio-allantoic membrane of chick embryos. Science **74**, 371—372 (1931).

Goodpasture, E. W., Woodruff, A. M., Buddingh, G. J.: Vaccinal infection of the chorio-allantoic membrane of the chick embryo. Amer. J. Path. **8**, 271—282 (1932).

Hanan, E. B.: Absorption of vital dyes by the fetal membranes of the chick. Amer. J. Anat. **38**, 423—450 (1927).

Heissler, V.: Kartographie. Sammlg Göschen Berlin **30/30a**, 117—118 (1966).

Holman, J.: Occurrence and ultrastructure of lipid droplets in the developing chick intestinal epithelium. Acta anat. (Basel) **74**, 54—64 (1969).

Hughes, A. F. W.: Studies on the area vasculosa of the embryo chick. J. Anat. (Lond.) **70**, 76—122 (1935).

Huxley, J. S., Murray, P. D. F.: A note on the reaction of the chick chorio-allantois to grafting. Anat. Rec. **28**, 385—390 (1924).

Keogh, E.: Ectodermal lesions produced by the virus of Rous sarcoma. Brit. J. exp. Path. **19**, 1—9 (1938).

Kyes, P.: Normal leucocyte content of bird's blood. Anat. Rec. **43**, 197—198 (1929).

Leak, L. V., Burke, J. F.: Ultrastructural studies on the lymphatic anchoring filaments. J. Cell Biol. **36**, 129—149 (1968).

Leeson, T. S., Leeson, C. R.: The chorio-allantois of the chick. Light and electron microscopic observations at various times of incubation. J. Anat. (Lond.) **97**, 585—595 (1963).

Lillie, F. R.: Development of the chick. An introduction to embryology. New York 1952.

Moscona, A.: Squamous metaplasia and keratinization of chorionic epithelium of the chick embryo in egg and culture. Develop. Biol. **1**, 1—23 (1959).

Murphy, J. S., Bang, F. B.: Observations with the electron microscope on cells of the chick chorio-allantoic membrane infected with influenza virus. J. exp. Med. **95**, 259—268 (1952).

Needham, J.: On the true metabolic rate of the chick embryo and the respiration of its membranes. Proc. roy. Soc. B **110**, 46—74 (1932).

Nicholas, T. S., Rudnick, D.: The development of embryonic rat tissues upon the chick chorio-allantois. J. exp. Zool. **66**, 193—261 (1933).

Palade, G. E.: A study of fixation for electron microscopy. J. exp. Med. **95**, 285—298 (1952).

Prince, A. M.: Quantitative studies on Rous sarcoma virus. III. Virus multiplication and cellular response following infection of the chorio-allantoic membrane of the chick embryo. Virology 5, 435—457 (1958).

Rangan, S. R. S., Sirsat, S. M.: The fine structure of the normal chorio-allantoic membrane of the chick embryo. Quart, J. micr. Sci. 103, 17—23 (1962).

Rhodin, J. A. G.: The ultrastructure of mammalian arterioles and precapillary sphincters. J. Ultrastruct. Res. 18, 181—223 (1967).

Romanoff, A. L.: Membrane growth and function. Ann. N.Y. Acad. Sci. 55, 288—301 (1952).

Romanoff, A. L.: The avian embryo. Structural and functional development. New York: Macmillan 1960.

Sajner, J.: Über die mikroskopischen Veränderungen der Eischale der Vögel im Laufe der Inkubationszeit. Acta anat. (Basel) 25, 141—159 (1955).

Schipp, R.: Feinstruktur besonderer Zellformen in der Lymphgefäßwand und deren Bedeutung für die nervöse Afferenz. J. Ultrastruct. Res. 19, 250—259 (1967).

Skalinsky, E. I., Kondalenko, V. F.: Electron microscopic studies of the chick chorio-allantois during embryogenesis. Acta morph. Acad. Sci. hung. 12, 247—259 (1962).

Sweeny, P. R., Bather, R.: An electron microscopic study of the chorio-allantoic membrane following infection with Rous sarcoma virus. J. Cell Biol. 36, 299—311 (1968).

Weibel, E. R., Kistler, G. S., Scherle, W. F.: Practical stereological methods for morphometric cytology. J. Cell Biol. 30, 1, 23—38 (1966).

Willier, B. H., Rawles, M. E.: Developmental relations of the heart and liver in chorio-allantoic grafts of whole chick blastoderms. Anat. Rec. 48, 277—301 (1931).

Wolken, J. J.: Structure of hen's egg membranes. Anat. Rec. 111, 79—89 (1951).

Woodruff, A. M., Goodpasture, E. W.: The susceptibility of the chorio-allantoic membrane of chick embryos to infection with fowl-pox virus. Amer. J. Path. 7, 209—222 (1931).

Sachverzeichnis

Allantois 21 ff., 27, 32 ff.
— vor Fusion 8 ff., 27
— -Gefäße 7, 9, 48
— -Lumen 9, 12, 23, 25, 33
— -Stiel 31
— -Zellen 21 ff., 32 ff.
Amnion 7, 25
Anastomosen 31
Arterien 21, 31
Arteriolen 21

Basalmembran 9, 11, 18 f., 21, 23, 31, 41
Blutbildungsherde 7
Blutsinus 8, 17, 30, 41, 43

Chorioallantois
—, Capillarnetz s. Chorionepithel
—, Flächenwachstum 36, 37, 44
— -freies Areal 45
—, Fusion 7, 12, 27, 44
Chorion 8 f., 25
Chorionepithel 12 ff., 27 ff., 39 ff., 44
— -Capillarnetz 7, 13, 17, 29 f., 41
— -Capillaren 7, 12, 17 f., 29 ff., 41, 45
— -Dicke 41 f., 46, 48
— -Beziehung zum Stützgewebe 18
— -Volumen 42, 44
— -Zellen 12, 15, 27, 38
— -Veränderung der Zellmorphologie 17, 29, 46
Cölomspalt 25
Cytoplasmafortsätze 15, 17, 19, 30, 46
Cytoplasmatische Einschlüsse 23, 33
— Filamente 19

Degenerationserscheinungen 25, 33, 46, 48
Desmosomen 9, 15, 23
Dickenmessung 38, 41, 42
Dottersack 7, 25

Einbettung 8
Ei-Oberfläche 7, 38, 39, 44
Ektoblast 25
Endoplasmatisches Reticulum 9, 12, 19, 25, 31, 32
Endothel 8, 12, 17, 21, 29, 30 f.
Entoblast 25
Extracellulärraum s. Intercellularräume

Farbstoff-Absorption 8, 29
Färbung 30
Fibroblasten 31

Gefäßlumen 38, 47
Gefäßverlagerung 7, 17, 29 f., 45 f.
Glykogenkörnchen 25
Golgi-Apparat 9, 19, 25, 27
Grundsubstanz 9, 19, 21, 32

Inkubationszeiten 8
Intercellularräume 9, 15, 23, 32, 38, 44, 48
Intercellularsubstanz s. Grundsubstanz

Keimscheibe 7
Kerne 9, 12, 17, 19, 21, 31
kollagene Fibrillen 9, 19, 32
Kontrastierung 8

Lipoidtropfen 25, 34
Lymphgefäße 19, 21, 31
Luft-Blutschranke 42 f., 48

Membraneinstülpungen 15, 29
Mesoderm 25
Mikropinocytose 12, 19, 27, 31
Mikrovilli 9, 15, 23, 25, 32, 48
Mitochondrien 9, 12, 15 f., 19, 25, 27
Multivesikuläre Körperchen 19, 25
Muskelzellen 21, 32

Nucleolen 9, 12, 19, 21, 31

Pericyten 18 f., 29, 31
Primitivstreifen 25

Ribosomen 9, 12, 19, 27
Rundzellen 19, 32

Sauerstoff-Verbrauch 46, 48
Schalenhaut, Beziehung zum Chorionepithel 15, 17, 30, 41, 46
Sinus s. Blutsinus
Sinuscapillaren s. Chorionepithel
Sinusvolumen 44, 47
Somatopleura 25
Splanchnopleura 7, 25
Stützgewebe 9, 12, 19 f., 31 f.
— -Capillaren 21, 31, 41
— -Zellfortsätze 9, 21, 32

Vacuolen 9, 17, 19, 23, 25
Venen 21, 31
Venulen 21

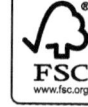

If you have any concerns about our products,
you can contact us on
ProductSafety@springernature.com

In case Publisher is established outside the EU,
the EU authorized representative is:
**Springer Nature Customer Service Center GmbH
Europaplatz 3, 69115 Heidelberg, Germany**

Printed by Libri Plureos GmbH
in Hamburg, Germany